吃音ドクターが教える

# 「なおしたい」吃音との向き合い方

初診時の悩みから導く合理的配慮

医学博士
## 菊池良和

学苑社

# はじめに

　私はこれまで多くの吃音のある人、そしてその保護者と出会ってきました。「吃音をなおしたい」「吃音はなおりますか？」と、聞かれることがよくあります。相談者の一番の関心事だからでしょう。

　10年ほど前の2月に、小学校の通級指導教室（ことばの教室）から「1年間の子どもたち集大成を見に来てほしい」ということで、吃音のグループ学習に招待されました。3人の小学生たちは吃音が出ながらも、立派に自分の意見を発表し、とてもうまくいっているグループ学習だと感じました。

　最後に、「菊池先生に聞きたいことはないですか？」という質問に、1人の小学2年生が手を挙げました。彼は私に「どうしたら、吃音はなおりますか？」と質問をしました。もちろん彼は、吃音についての学習もしていますし、吃音が出にくい話し方は教わっていたはずです。詳しく彼の話を聞いてみました。すると、彼は小学校のクラスで「ペンギン」というあだ名が付けられていることがわかりました。話す時に体を動かし、手足をバタつかせていることから、そのようなあだ名がついたようです。通級指導担当の先生は、その小学生が吃音に伴うあだ名をつけられていること、そして「なおしたい」という気持ちを抱きながら、学校へ通っていることに初めて気づきました。先生からクラスメートに吃音の説明をする機会を促したこともなく、本人からも自分の吃音を他人に説明する練習をしたことはありませんでした。残りの2人も「なおしたい」と言い、その背景を聞くと、クラスメートに吃音を笑われたり、指摘されたりしていたからでした。

　これまでの吃音のセラピーは、「他人は変えられない。変えられるのは自分だけ」という考えに縛られて、吃音のある本人だけにアプローチすることが主でした。しかし、コミュニケーションはことばのキャッチボールであり、吃音のある人の話し方が流暢ではなくても、聞き手が上手に受け取ってくれれば、キャッチボールは成立します。吃音は幼少時からあるのに、困り感が大きくなるのは、聞き手の問題であることが多いと経験上感じていました。

　また、2000年以降、障害を社会モデルで捉えるようになり、障害はその人にあるものではなく、社会にあるという考え方が広まってきました。それを規定する法律として、2016年施行の「障害者差別解消法」に基づき、「合理的配慮」を吃音のある人に提供できる新しい支援法が生まれました。

　英検の2次試験のスピーチや、入試の面接などの誰にでも当てはまる合理的配慮に関しては、2019年に出版しました『吃音の合理的配慮』（学苑社）に記しま

した。

　本書は、個別の事例を紹介し、その事例に関して、私が考えたことを示し、実際
記載した園・学校・企業への「診断書」の一部を紹介することを目的としていま
す。医師や言語聴覚士、公認心理士、園や学校の先生、企業の方といった支援者は
もちろん、吃音のある本人やその保護者にも役立つ情報を盛り込んでいます。年齢
別に紹介していますので、目次を参考に関心のある箇所から読み始めていただいて
もいいと思います。

菊池　良和

# 目　次

## 巻末資料

# 第1章

基礎編

# 「なおしたい」という背景

原因の誤解①

# 今まで吃音がなかったので、なおしたい

**新人**：吃音の相談を受ける時に、保護者から「吃音をなおしたい」と言われたら、どのように対応すればいいのかを考えることがよくあります。

**菊池**：その「なおしたい」ということばが、どのような事実から生み出されたのかを考えることが、保護者の悩みに寄り添える方法の１つかもしれません。

**新人**：例えば、どのような事実から、「なおしたい」と保護者は考えるのですか？

**菊池**：１つは、吃音が始まる年齢が関係していると思います。吃音が始まりやすい年齢は知っていますか？

**新人**：２歳から４歳が一番多い時期であることが上図からわかります。

**菊池**：そうです。例えば、３歳で吃音が始まったとしましょう。１、２歳で吃音がなく話していて、そして３歳児健診で「ことばの発達は大丈夫」と言われたにもかかわらず、吃音が始まることがあります。

**新人**：それは、保護者はびっくりしますし、ショックに感じるでしょうね。

**菊池**：また、２歳から４歳の年齢は、下の子が生まれる可能性のある年齢です。「下の子にかまってばかりだから、愛情不足のサインで吃音が始まった」という間違ったことばを親しい人からかけられてしまう母親もいます。

**新人**：母親に罪悪感が生まれてしまいますね。そこから、「なおしたい」ということばも浮かんでしまうかもしれません。

**菊池**：もう１つ、保護者は吃音の始まった時に戻って「なおしたい」と思うことがあります。

**新人**：吃音の始まり方が関係するのでしょうか？

**菊池**：そうです。吃音の始まり方に、ある日を境に急に吃音が始まる場合があります。１〜２週間かけて吃音が始まる場合もありますし、３週間以上かけて徐々に吃音が始まる場合もあります。

**新人**：３種類に分けた時、どの場合が一番多い割合なのですか？

**菊池**：下図のように、急に吃音が始まる場合が一番多いです。その場合、保護者は「昨日までは、吃音がなかったのに急に始まってしまった」と困惑してしまい、吃音が始まる前日に起こったことと関連付けて、そのことがなければ、「吃音が始まらなかったのに」という後悔や罪悪感を感じてしまうのです。

**新人**：だから、吃音の始まった時に戻って「なおしたい」と思うのですね。

**菊池**：「なおしたい」ということばの背景として、吃音の始まる年齢、始まり方について聞くことは必要です。

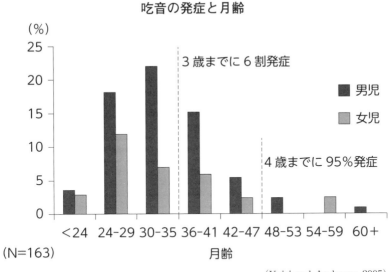

吃音の発症と月齢

3歳までに6割発症

■ 男児
□ 女児

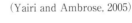

4歳までに95％発症

(N=163)　月齢

（Yairi and Ambrose, 2005）

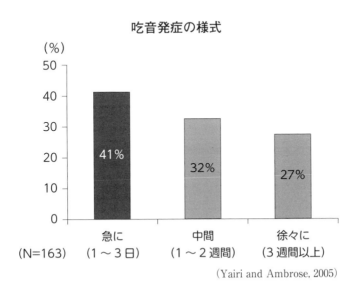

吃音発症の様式

| | 急に<br>（1〜3日） | 中間<br>（1〜2週間） | 徐々に<br>（3週間以上） |
|---|---|---|---|
| | 41% | 32% | 27% |

(N=163)

（Yairi and Ambrose, 2005）

原因の誤解②
## 愛情不足が原因だから、なおしたい

**新人**：先ほども話題となりました、下の子が生まれたことによる愛情不足が、吃音の原因になるという誤った話をネットでみつけました。兄弟姉妹がいることと、吃音の発症が関係ないというデータはあるのですか？

**菊池**：吃音は一人っ子でも、兄弟姉妹がいても、吃音の発症の割合が変わらない、ということを私が 2020 年に発表した研究で示しています（上図）。

**新人**：吃音の原因が愛情不足であるという誤った情報は、母親を傷つけてしまうので、吃音の正しい知識が広まってほしいです。それ以外に、母親が原因と誤解されてしまうことはあるのですか？

**菊池**：左利きを矯正すると吃音が始まる、という吃音原因の説がありました。しかし、その左利き矯正説は 1940 年に否定されています。

**新人**：どうやって、否定されたのですか？

**菊池**：吃音者 46 名と非吃音者 46 名を集め、左利きの人、右利きに矯正された人などを比較して、「左利き矯正説」は否定されました。しかし、1940 年代に吃音の原因論として提案された「診断起因説」が、現在の日本にもまだ悪影響を及ぼしているのです。

**新人**：「診断起因説」は、どんな原因仮説なのですか？

**菊池**：「診断起因説」では、「吃音は子どもの口から始まらず、親の耳から始まる。子どもの非流暢性な発話を、親が『吃音』と気づき、本人に意識させることにより吃音が始まる」と説明されていました。

**新人**：難しい原因論ですね。わかりやすく言うと、どういうことなのですか？

**菊池**：吃音の原因は、100% 親の悪い接し方が原因、と考えられていたことです。

**新人**：それは、びっくりする原因論ですね。

**菊池**：今でも吃音のある子の母親を責めてしまうことがあるのは、この「診断起因説」の悪影響の 1 つだと言えます。自分の行動により子どもの吃音が発生してしまったと考える母親が、「なおしたい」と思ってしまうのは当然のことと言えるでしょう。

**新人**：吃音って、育て方が原因となることがあるのですか？

**菊池**：それはないです。双子研究では、吃音の原因は育て方ではなく、生まれもった体質に影響することが証明されています（下表）。元々、吃音になりやすい子が、言語発達の途中で始まったことです。「ママは悪くない」と私は言い続けています。

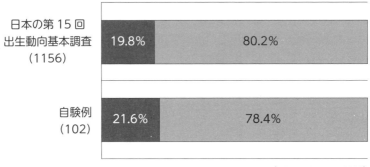

## 兄弟姉妹の有無と吃音の有無の割合の比較

■ 一人っ子　　■ 兄弟姉妹あり

| | | |
|---|---|---|
| 日本の第15回<br>出生動向基本調査<br>(1156) | 19.8% | 80.2% |
| 自験例<br>(102) | 21.6% | 78.4% |

（Kikuchi et al., 2020）

## 体質・環境の割合を求めた双子研究

| | 全双子<br>ペア | 2人とも<br>吃音 | 1人だけ<br>吃音 | |
|---|---|---|---|---|
| 1卵生<br>女 | 1233 | 4 | 20 | 遺伝子が<br>同じ |
| 1卵生<br>男 | 567 | 6 | 20 | |
| 2卵生<br>女 | 751 | 1 | 16 | 遺伝子が<br>違う |
| 2卵生<br>男 | 352 | 1 | 19 | |
| 2卵生<br>男女 | 907 | 1 | 47 | |

（N＝3810組）

近年の研究も含め、体質が8割、それ以外が2割

（Andrews et al., 1991）

原因の誤解③
## 祖父母が「なおしなさい」と言うので、なおしたい

**新人**：祖父母から、「その話し方をなおしなさい」と言われる吃音者はまだ多くいるようです。

**菊池**：日本での最初の原因論は、「真似」でした。真似するから、吃音が始まると言われていました。そのため、吃音は間違った行動から始まったものだから、吃音はなおせるし、なおすべき悪癖と言われていました。

**新人**：吃音はいつごろから、「なおせる」と言われていたのですか？

**菊池**：日本の吃音治療は、1903年に楽石社を作った伊澤修二氏が始めました。腹式呼吸、声帯を緩める発声法、引き伸ばし発声そして精神強化の教えの下、30年間で3万人全治した、という記録があります（上図、下図）。

**新人**：すごいですね。吃音はなおせるのですね！

**菊池**：いや、そうではありません。なおした基準が新聞に公開されており、ある程度の文章がスラスラ読めれば、「なおった」と判断されました。この文章がスラスラどもらず読めたから、あとは自分の努力でその話し方をあらゆる場面で使いなさいと言われてしまうのです。

**新人**：一時的に吃音が出なかったら、「なおった」とするのは、乱暴な理論ですね。

**菊池**：そうです。ただ、この吃音治療成果を、当時の文部省や内閣府が認めていたこともあり、戦前において吃音はなおせるものだ、と世間に理解されていたのです。

**新人**：その考え方が変わったのは、いつごろですか？

**菊池**：吃音当事者の会である言友会が、1976年に吃音者宣言を発表したころからです。吃音をなおすことにこだわるあまりに、人前の出発、社会参加を遅らせてしまうのではなく、吃音がある状態でも社会参加しようと働きかけました。

**新人**：当事者が、自分たちの意見を表明できることは素晴らしいです。

**菊池**：2020年にアメリカ、2021年にはイギリスも「吃音は発話の多様性」と考えるようになりました。吃音のある本人が「なおしたい」と思うことと、他人が「吃音をなおしなさい」と言うのは、違う視点の問題です。「吃音をなおしなさい」という他人からの発言は、「発話の多様性」を受け入れる問題とは反対方向となってしまうので、社会全体が「発話の多様性」を認めてほしいところです。

## 楽石社での吃音矯正（3週間の集中訓練）

①呼吸練習
- ・腹式呼吸（横隔膜を強くする）

②発声練習
- ・ハヘホ法（声帯を締めすぎない）
- ・引き伸ばし法（各語の子音を母音化し、続いて各子音に適当な母音を加え、発音する練習）

③精神強化訓練
- ・「死をかけても、吃音を全治しなければならぬと決心すること」

## 楽石社での吃音全治者の数

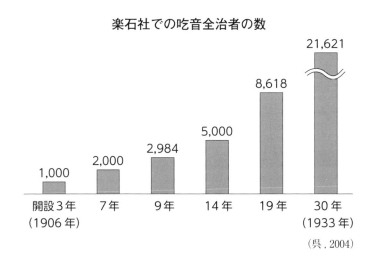

（呉，2004）

自然回復のエビデンス
# 多くの人がなおるから、なおしたい

**新人**：吃音が始まったわが子を見て、「なおしたい」と保護者から言われたら、どのように答えたらいいのか悩んでしまいます。

**菊池**：そうですね。「吃音の多くは自然となおっていく」という情報を見てしまうと、保護者は「私の子もなおってほしい」と願うのは当然です。

**新人**：実際、どのくらいの割合で吃音はなおるのでしょうか？

**菊池**：上図を見てみると、男児は発症1年半で3割、3年で6割なおるデータがあります。女児については、発症1年半で4割弱、3年で8割なおるデータがあります。

**新人**：男児よりも、女児の方がなおりやすいのですね。始まって3年以上経過すると、なおらないのでしょうか？

**菊池**：そうでもないです。オーストラリアでの吃音の前向き研究の下図を見てください。

**新人**：4歳児の吃音のある子が、将来なおるのか調べた研究なのですね。

**菊池**：4歳児103名が7歳になるまでにどのくらいなおったかを調べました。すると、67名（65％）がなおり、36名（35％）がなおりませんでした。

**新人**：4、5歳となると、親が吃音治療を受けさせたい年齢だと思います。吃音治療をしたら、必ず吃音はなおるのですか？

**菊池**：図を見てもらうとわかるように、吃音治療をしたら、回復群にたくさん入る訳ではありません。

**新人**：吃音治療をしても、なかなか吃音はなおらない、ということなのですね。

**菊池**：吃音の原因が生まれもった体質の割合が多いので、治療して、体質を変えられるのかは難しいところだと思います。

**新人**：この図の吃音治療とは、具体的に何をしたのでしょうか？

**菊池**：この吃音治療については、論文に記載はされていませんでした。ただ、この論文を発表したオーストラリアでは、幼児の行動療法であるリッカムプログラムの発症の国です。何割かの子はリッカムプログラムを行ったと思いますが、これ以上の情報はわかりません。

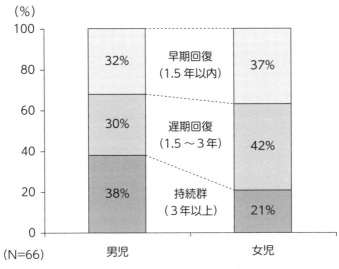

発吃後3年以内の自然回復率

早期回復
（1.5年以内）
遅期回復
（1.5〜3年）
持続群
（3年以上）

（N=66）　男児　　女児

（Ambrose et al., 1997）

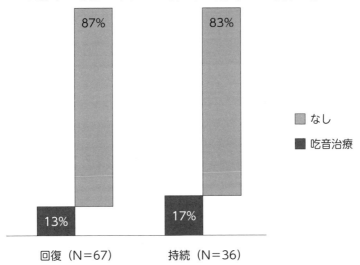

4歳時に吃音のある103名が、7歳時での吃音の有無

■ なし
■ 吃音治療

回復（N=67）　持続（N=36）

オーストラリア（リッカムプログラム発症の国）で吃音治療をしても、回復群に多く入っていない。

（Kefalianos et al., 2017）

からかいの解決法
# 吃音をからかわれるから、なおしたい

**新人**：吃音のある子が、「なおしたい」と言う時は、どのような背景があるのでしょうか？

**菊池**：その背景には、①真似、②指摘、③笑いを受けた時に、自分は他の人と違うことに気づき、そう思うきっかけとなります。小学校入学後に、吃音のある子が「なおしたい」と言うことがあります。

**新人**：今まで、吃音について何も言っていなかったのに、急に「なおしたい」と言うのは、友だちからの影響があるのですね。

**菊池**：そうですね。この①真似、②指摘、③笑いを受ける割合を上図で示します。真似・指摘・笑いを受けた子どもの数を合計したものが、実線の折れ線グラフです。5、6歳で真似・指摘・笑いのどれか1つでも受けた子どもの割合が6割となっています。つまり、年中、年長の子にそれらを尋ねると、2人に1人は真似・指摘・笑いを受けた経験があることがわかりました。

**新人**：小学校入学後はその割合が多くなるのですか？

**菊池**：そうです。指摘「なんで、そんな話し方するの？」と聞かれることが最も多く、6割の子が聞かれています。そのため、「なんで？」と聞かれて、答え方がわからない時に、親に聞いたり、「なおしたい」と思ったりするようになります。単純な疑問から、「その話し方、病気なの？」と聞かれることもあります。

**新人**：子どもは自分が疑問に思うと、率直に「なんで？」と聞きますよね。

**菊池**：単純な「なんで？」という質問に、吃音のある子が答えないままでいると、何回も同じ質問をされてしまい、吃音のある子がさらに困ってしまうこともあります。そして、嫌な気持ちになります。5歳以上では、真似・指摘・笑いのいずれかを受けた子は、皆、嫌な思いをしていました。「いじめ防止対策推進法」（下図）では、いじめを受けたことになります。

**新人**：いじめを予防するのはどうすればいいのですか？

**菊池**：この法律第四章に書いてある通り、学校の先生に伝えることがいじめの予防につながります。いじめは先生が見ていない場面で生じることが多いです。

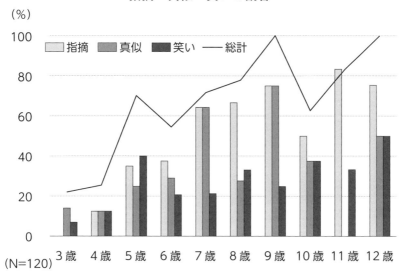

## 指摘・真似・笑いの割合

(%)

凡例：指摘　真似　笑い　——総計

(N=120)　3歳　4歳　5歳　6歳　7歳　8歳　9歳　10歳　11歳　12歳

・5，6歳で、指摘・真似・笑いの総計が6割
・7歳以上では、指摘が6割

（Kikuchi et al., 2019）

## 法律で、守ってくれる
## 「いじめ防止対策推進法」（平成25年6月28日）

第一章　総則
定義（第二条関係）
この法律において**「いじめ」**とは、児童等に対して、当該児童等が在籍する学校に在籍している等当該児童等と一定の人的関係にある他の児童等が行う心理又は物理的な影響を与える行為（インターネットを通じて行われるものを含む。）であって、当該行為の対象となった**児童等が心身の苦痛を感じているもの**をいう。

第四章　**いじめの防止**等に関する措置
いじめに対する措置（第二十三条関係）
学校の教職員、地方公共団体の職員その他の**児童等からの相談に応じる者**及び**児童等の保護者**は、児童等からいじめに係る相談を受けた場合において、いじめの事実があると思われるときは、いじめを受けたと思われる児童等が**在籍する学校への通報**その他の適切な処置をとるものとする。

軽減法の限界①
# 吃音を隠し疲れたから、なおしたい

菊池：最初のことばだけ吃音が出る場合は、年齢が上がっていくうちに、ある程度 自分の工夫で隠すことができるものです。

新人：工夫次第で吃音は隠せるのですね。

菊池：吃音が発生する大部分は、最初のことばであり、ある程度の年齢になると、 吃音が出そうという感覚は自分でわかってきます。「吃音が出そう」という 感覚を感じると、「あのー」「えっと」という挿入語を使い、沈黙の時間をな くそうとします。また、苦手なことばを言わなければならない時に、言いた いことばの順序を入れ替えようとします。さらに、言わなければならないこ とばで吃音が出そうに感じると、同じ意味の違うことばに言い換えて話をす ることによって吃音が出ないように工夫します。そして、少し吃音が出てし まうと、続くことばにも吃音が出るかもしれないと不安になってしまい、話 すのをやめてしまうこともあります（上図）。

新人：吃音を隠すために、見えない努力をしているのですね。

菊池：自分が話すことばを調整して吃音を隠せるようになるのですが、そのうち、 話す場面に参加する行動も控えるようになり、話さないといけない場面から 逃げるようになってしまいます。その逃げ癖が、話さないといけない場面だ けではなく学校も行きづらくさせてしまい、結果的に行動範囲がとても狭く なっていきます。

新人：息がつまりそうになりますね。

菊池：表面上には困っていないように見えても、相手の無理解や吃音を隠すことに 疲れて、「なおしたい」ということばが出てくるのです。

新人：本人が言う「なおしたい」の背景は、「もうこれ以上努力できない」という SOS でもあるのですね。

菊池：だからこそ、「なおしたい」という本人の訴えに対して、「なおす方法はあり ません」と答えるだけでは、本人の苦痛が軽減されません。また、話してい る最中の工夫だけではなく、話し終わった後の、気持ちの落ち込みや反省に ついても気づく必要があります。

新人：吃音が出ると、自己否定をするような気持ちがわいてしまうのですね。

菊池：解決の支援としては、①あなたは悪くない、1 人ではない、と伝えます。そ して、吃音を隠すのではなく、②カミングアウトすることによって、吃音か ら逃げていたことに対して、③回避を減らすことにつながります（下図）。

## 小学校高学年から、社交不安症（SAD）となるリスク

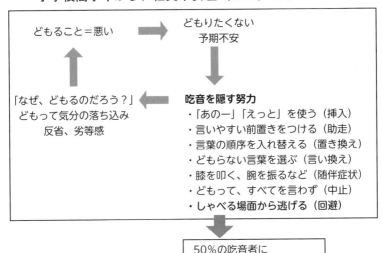

## 社交不安症（SAD）の軽減法

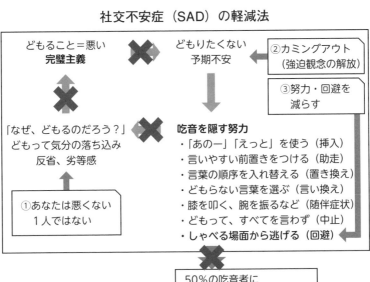

軽減法の限界②
# 吃音が出るのが嫌だから、なおしたい

菊池：「吃音をなおしたい」と悩んでいるにもかかわらず、吃音がみられない人への相談は何をしたらいいのでしょうか、という相談をよく受けます。

新人：吃音で相談に来たのに、流暢に話す人は何に困っているのですか？

菊池：一見、流暢に話しているように見えますが、吃音が時々出ることに対して苦痛を感じているのです。上図の吃音の年齢的変化のグラフの縦軸の吃音頻度の値を見てください。幼児期、学童期、成人期ともに、連発・伸発・難発の3つの吃音を合計すると約20％となります。つまり、吃音が生じているのは2割で、残りの8割は流暢に話せているのが一般的な吃音のある人といえるのです。

新人：吃音が出ること、流暢に話せることの2面性があるという理解なのですね。

菊池：そうです。吃音のある人は、その2面性に、「本当の自分は、吃音がなく流暢に話せる自分」を願い、完璧主義に陥ります。だからこそ、「吃音をなおしたい」という完璧主義な発言と結びつくのです。

新人：この「なおしたい」人に、「なおす方法はないです」と答えても、納得されないということなのでしょうか？

菊池：このような完璧主義な人に、「吃音はなおらないです」と伝えても、私のところに来なくなるだけで、別の相談場所へ行くこととなるでしょう。私は「吃音が出ること」に対して一緒に目を向ける手伝いをします。わざとどもってみること（随意吃）を試す方法もあります。「どのようにどもると、楽にどもれるのか」「難発よりは連発の方が、楽にどもれるのではないか」「わざとどもるという行為をすると、周囲の人はどのような反応をするのか」などの行動実験を行います。

新人：わざとどもることに対して、周囲の人の反応はどうでしたか？

菊池：自分が思っているより他人は意外と吃音を気にしていないことが多いです。

新人：吃音が出ることに対して、新しい気づきを得る作業も一緒にしているのですね。

菊池：吃音が出ることについて、これまでじっくりと話したことがない人は多いです。吃音が出ることを避けるあまり、吃音に人生を左右されすぎている人はいます。それでは苦しいので、吃音がある自分を客観的にみることができ、吃音が出ても、自分のやりたいこと、しなければならないことを考えるお手伝いをしています（下図）。

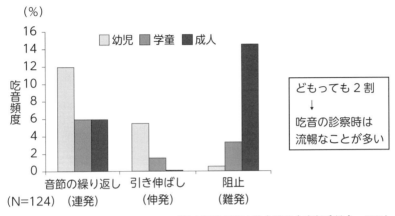

年齢と吃音の変化

(日本聴能言語士協会講習会実行委員会, 2001)

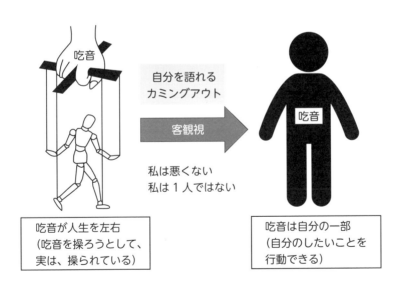

# 8

## 軽減法の限界③
## もうこれ以上頑張れず、聞き手が変わらないから、なおしたい

菊池：今までの学校生活で困っていなかったけれど、小学2年生の2学期になって急に、「吃音をなおしたい」と言い出す子どもがいます（上図）。

新人：なぜ、その吃音のある子は「なおしたい」と言うようになったのでしょうか？

菊池：かけ算の九九の暗記をする時に、担任の先生が「15秒以内で」と時間を計ることによって、その子は必死で先生の期待に応えようとするのです。本来は、九九を暗記することが目的であるにもかかわらず、早く言う、時間内に言うことが目的となってしまい、吃音のある子が苦しむ状況を生み出してしまうのです。

新人：「吃音をなおしたい」という気持ちの裏には、九九の時間を計るルールがしんどい、というメッセージが隠れているのですね。

菊池：そうです。だからこそ、吃音のある子を変えるのではなく、学校側のルールを変えることが吃音のある子を救うこともあります。また、英語の試験として受験する英検は、2次試験にスピーキングテストがあります。吃音のある生徒はスピーキングに不安や恐怖を覚えますが、下図で示しているように、「吃音症」に対して、「発話の配慮」か「筆談」の配慮が受けられるようになりました。このように聞き手のルールを変えることが吃音のある人への自信につながっていくのです。

新人：2016年に施行された「障害者差別解消法」の影響が大きかったのですね。

菊池：そうです。それ以前では「大学入試が不安です。面接で一度も吃音が出ないようにしたいです」という相談もありました。緊張する本番だけ吃音が出ないようにすることは、不可能に近いのです。その当時は一緒になって、本番で吃音が出ないように願っていたこともありました。

新人：今の面接の場合は、配慮をお願いする際に、事前に申請すればいいのですか？

菊池：そうです。ただ、申請期間が通常の願書の申し込みの締め切りよりも早い場合がありますので、大学のウェブサイトの「受験上の配慮」のページは事前に確認する必要があります。

新人：この合理的配慮というのは、非常にたくさんの場面が考えられますね。

菊池：そのため、本書では、色々な年齢に応じた困り感とその合理的配慮を紹介します。

## 小学生での見通しを伝える

| | |
|---|---|
| 共通項目 | ・健康観察、本読み（音読）、日直（号令）<br>・劇（学習発表会）、自己紹介<br>・からかい（真似、指摘、笑い）、引っ越し |
| 年長 | ・就学前健診（11月）、体験入学（2月） |
| 1年生 | ・学童入室、入学式 |
| 2年生 | ・かけ算九九（2学期） |
| 3年生 | ・クラス替え |
| 4年生 | ・1／2成人式 |
| 5年生 | ・クラス替え、思春期の始まり |
| 6年生 | ・修学旅行、卒業式 |

## 英検における吃音への配慮

| 障がい区分 | 対象者区分 | 二次試験（1～3級のみ） | | 試験時間 |
|---|---|---|---|---|
| | | 特別措置内容 | | |
| その他 | 音声言語障がい<br>（吃音症・器質性・運動障がい性・その他） | **筆談★**<br>受験者の状況により、Q&Aについては質問に対する応答を英文で書いて答えます。 | | 応答記入時間を設定<br>（級・設問ごとに異なる） |
| | | **発話への配慮★**<br>話がつまる、大きな声がでないなどの状況を面接委員に伝え、注意深く受験者の発話を聞く、受験者の発話が止まってしまっても解答を促すような声掛けを行わずに制限時間まで待つ、受験者に大きな発声を促さない等の配慮をします。 | | 通常 |

※措置の内容に★マークがついている措置については、申請書の「特記事項」欄または別紙に詳細と、措置が必要な理由が書かれている状況報告書またはこれに代わる診断書の添付が必要です。措置の適用可否については、審査のうえ判断します。状況報告書またはこれに代わる診断書の有効期限は発効日から1年間とします。

軽減法の限界④
# 吃音のコントロール方法がわからないから、なおしたい

菊池：「吃音をなおしたい」と診察に来たけれども、診察室の会話では流暢に話せてしまう人は多くいます。「なおしたい」という背景には、「言えないことば」の問題があります。自分の名前や、固有名詞、決まりきったことば（挨拶、号令など）を言うことができないのです。そのような場合は、まず具体的にそのことばを教えてもらい、書き出していきます。

新人：苦手なことばを書き出すのですね。

菊池：苦手なことばを言う時に、吃音が出る場合は多いです。吃音の軽減法は上表のように以前からあります。吃音の特徴として、メトロノームに合わせて話すと、吃音が出ずに流暢に話せることもあります。メトロノームの機械がなくても、スマートフォンで「メトロノーム」と google 検索すると、「メトロノーム」の表示が出ます。90 BPM（1 分間に 90 拍）などのスピードに合わせて話すと、苦手なことばをスムーズに話せる体験ができます。

新人：自分のタイミングに合わせると吃音が出てしまうけれど、外部の何かのタイミングに合わせると流暢に話せるようになるというのは不思議ですね。

菊池：この不思議な体験後、指折り法を教えます。メトロノームに合わせるように、指を折りながら話すと、苦手なことばが流暢に話せるようになります。吃音とは自分でコントロールできない怖いものではなく、ある一定の条件の下では、流暢に話せる可能性があることも知ってもらいます。

新人：今まで言えなかったことばが言える体験は大切ですね。これを日常に応用すればいいのですか？

菊池：理論的にはそうなのですが、なかなか日常生活でうまく使えないのが、吃音の困ったところです。その 1 つの理由として、下図のようにオペラント学習によって、吃音をコントロールされることがわかっています。吃音は本人の意思以外に、吃音が出た時の不快な経験の場では、吃音が出やすいという特徴があります。

新人：例えば、「吃音が出ると怒られる上司の前では、吃音が出やすい」ということでしょうか。

菊池：そうです。だからこそ、吃音のある人が話しやすい環境を作ってもらうことが、吃音者にとって必要となります。吃音の無理解を減らすことが、吃音軽減につながっていくのです。

## 吃音を軽減する条件

| | 吃音が0になる方法 | 吃音が50〜80%軽減 |
|---|---|---|
| すぐに | ・歌を歌う<br>・DAFで引き伸ばし発声<br>　（250ms設定）<br>・ゆっくりと話す<br>　（通常の半分の速度）<br>・リズム発話<br>　（メトロノーム法）<br>・斉読<br>・シャドーイング<br>　（1、2語遅れて読む）<br>・発声せず、口だけ動かす | ・DAF（50〜150ms設定）<br>・声のピッチを変える<br><br>・マスキング（80dB）<br><br>・独り言<br>・ささやき声 |
| 徐々に | ・オペラント学習 | ・適応効果 |

（Andrews et al., 1983）

## オペラント学習（正の強化）

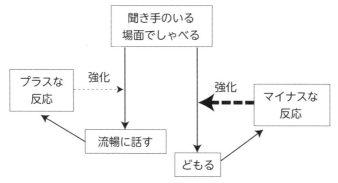

・マイナスな反応は、（プラスな反応の）5倍も強化する。

# 第2章

## 実践編

# 吃音のリアル体験談と
# その対応

## 挨拶を反復練習

　　年中の男の子は、幼稚園バスに乗る際、「おはようございます」と言いたいのですが、なかなかことばが出ません。自宅で毎朝バスに乗る前に「おはようございます」を何回も練習している姿を見て、親はショックを受け、心配しています。さらに、兄弟との口論ではことばにつまり、言い合いで負けてしまうことがあります。親は成長とともに吃音がなおると期待していましたが、祖父からは吃音のあるとかわいそうだから早く病院に行ってほしいと言われ、吃音外来に来院されました。

**新人**：年中の吃音の男児です。どのように対応したらいいのでしょうか？

**菊池**：私は本人・家族が吃音に対して、実際どういう経験をしたのかを重視して、それを元に会話を始めます。事前に問診票（巻末資料参照）へ記載していただいた方が、相談する本人の悩みを事前に整理でき、「聞き忘れ」を防ぐのに有効だと思います。

**新人**：この男児の場合は、何が問題だとわかったのでしょうか？

**菊池**：「おはようございます」を何回も練習している場面を見た親がどうしたらいいかわからずに、病院に相談しにきたのではないかと思ったのです。

**新人**：この「おはようございます」が言えないのは、吃音のためですよね。まず、何をしたのですか？

**菊池**：男の子に、「『あああ』とことばを繰り返したり、ことばがなかなか言えないことある？」と直接聞きました。すると、「ある」とうなずきました。「『きつおん』という名前があるのは知っている？」と聞くと、「知らない」と首を横に振りました。

**新人**：そんなストレートに聞いていいのですね。

**菊池**：具体的に聞かないと、こちらが確認したいことを話してくれないものです。年中でも、吃音のため話しづらい自覚はあります。吃音への自覚を確認し、それは名前のある症状で、声がうまく出せないことがあってもいいんだよ、と知ってもらいます。

**新人**：声が出なくても、自分がびっくりしなくてもいいことを知るのですね。

**菊池**：男の子の悩みを言語化して、園の先生に伝えることで、吃音の悩みの過小評

価を防ぎます。吃音は2人で一緒に言うと流暢に話せる特徴があるので、2人以上で「おはようございます」を言う配慮をすることで、「言えなかったらどうしよう」という男の子の不安感が軽減するでしょう。その旨を記載した診断書は次です。

## 【診断書】

　上記の者、本日来院されました。吃音は難発が中心で、一見、どもっていないように見えますが、声が数秒でない難発が出ることがありました。**本人が現在困っていることは、スクールバスの送り迎えの挨拶がうまくいえるか心配**となっています。朝起きて、バスのお迎えまで、「おはようございます」を何回も練習している場面が見られるとのこと。吃音はタイミング障害という考えが新しい考え方です（緊張が原因ではありません）。**吃音は2人で声を合わせると言える特徴があります**ので、**先生や母親と一緒に声を合わせる配慮をすると、本人の困難さが減る**と思います。また、「せーの」という声かけは、時には使用してもいいかとは思います。ご配慮よろしくお願いいたします。当科は半年後再診とします。

### — 吃音ドクターの臨床 tips —

　吃音は発話する時の症状のため、相談に来た幼児に話してもらわないと評価が難しいです。自由会話よりも、絵を見て話す方が話してくれる率があがります。3歳の子でも話してくれる『吃音検査法』（学苑社）の幼児版を使うことが、スムーズな評価にお勧めです。

# 親の不安

　年長の男の子には吃音の困難はまだ見られません。しかし、母親は不安や将来への心配、そして自分を責める気持ちなどで苦しんでいます。幸い、幼稚園の先生によると、園児同士で吃音に関する指摘はないようです。興味深いことに、母親と過ごす時間よりも、父親と一緒にいる時の方が、男の子の吃音が少ないように母親は感じているようです。

**新人**：本人は困っていないけれども、母親が子どもの将来を心配し、自分を責める気持ちになることで来られた親御さんです。

**菊池**：小学生に入学するという環境変化に対する子どもの不安は、年長の親御さんからよく聞かれます。友だちからされて嫌なことに、①真似、②指摘、③笑い、であることを、親に説明します。これらを放置すると、からかいからいじめへ発展するので、早めに気づく必要があります。

**新人**：小学生になると、①真似、②指摘、③笑いを受け始めるのでしょうか？

**菊池**：いいえ。この①真似、②指摘、③笑いは、幼稚園の時にすでに受け始めています。年中以上の子には必ず聞いていて、はっきりと「嫌な体験だった」と教えてくれる場合が多いです。

**新人**：年長の子にも、これらの質問を聞いていいんですね。

**菊池**：はい。私はこの子に、「話し方を真似されることある？」と聞くと、「うん」と返事が返ってきました。すかさず、「誰に真似されるの？」と尋ねると、「□□くん」と返事が返ってきました。さらに、「真似されることは、うれしい？」と尋ねると、首を横に振りました。

**新人**：そこまで、具体的に聞くんですね。私は最初の質問が返ってきた時、「真似されるんだ」とだけ思って、それ以上追及しないでしょう。

**菊池**：このやりとりは、全て親の前で行い、子どもと吃音の話をオープンにしてもいいんだよ、と見本を見せています。年長男児の困り感と、小学校入学のリスクマネジメントも含めて、園へ診断書を記載しました。

幼児

## 【診断書】

　上記の者、本日当科に受診されました。**幼稚園の生活を聞き、□□くんに真似されて、嫌だった**ことを言われていました。その際には、先生から怒ってもらってよかった、と言われていました。このように吃音があると、**周りの子は、①真似、②指摘、③笑う、ことをします。夏休み明けに、再度、子どもたちが吃音に気づきます**ので、対応よろしくお願いします。今後、学習発表会や卒園式などで、人前で発表する機会におかれましても、本人が希望されたらご配慮をお願いします。そして、**来年1年生に上がる際には、小学校の先生に「吃音」のことの申し送り**をお願いします。次回は半年後の、1月に予約をしています。常日頃、園児の指導おつかれさまです。今後ともどうぞよろしくお願いいたします。

---

### 吃音ドクターの臨床 tips

　「わが子に吃音があることを入学予定の小学校へ伝えてください」と親がお願いすると、「吃音があることを小学校に伝えると、色眼鏡で見られるかもしれない」と拒否する園の先生がいます。古い考え方ですので、その場合は、親御さんが自分で小学校に伝えた方がよいと思います。

# 吃音が出ると泣いてしまう

> 　年長の女の子。今年2月、保育園の友人との関係が悪化したころに、女の子は吃音を発症しました。女の子は「保育園へ行きたくない」と言うようになり、親にとっては心を痛める瞬間でした。しかし、今年4月から友人とのクラス分けが行われ、行きたくないという気持ちは落ち着いたものの、連発性の吃音が続き、親は病院と保育園に相談しました。8月になると吃音が悪化し、女の子は一音目を叫ぶようになり、話すことができないので辛くなり、泣くことが増えました。さらに、自分でもなぜ声が出ないのか疑問に思い、吃音外来を受診しました。

**菊池**：吃音が出ると泣いてしまう子は、幼児でもいます。本当はスラスラ話したいのですが、思い通りにことばが出ないため泣いてしまうのです。

**新人**：傍で見ている親御さんは、心配になりますよね。

**菊池**：この女の子は、年中から吃音が始まったとされています。友人と仲が悪くなったから吃音が始まったのか、吃音が始まってからかわれたから仲が悪くなったのか、記憶が曖昧みたいです。ただ、年中になると、周囲の子から、①真似、②指摘、③笑いを受けることが始まり、それを嫌と感じているようです。

**新人**：吃音をタブーとするのではなく、吃音の話を本人とオープンにされたのですね。

**菊池**：本人に「話し方を真似されることある？」「なんで、そんな話し方するの？と聞かれていない？」「話し方を笑われたことある？」などを直接聞きました。すると、「ある」と答え、それらのことをする具体的な友だちの名前を聞きました。

**新人**：具体的に、子どもが経験した場面を聞くのですね。

**菊池**：園の先生や誰に真似、指摘、笑いをされたのか把握しないと、動きようがないので、より具体的に聞くようにしています。園へのお願いの診断書として、現在の問題だけではなく、小学校のリスク管理の内容も以下の診断書入れています。

**新人**：今回は原因がわかったのですが、今度、同様のことが生じるのを早めに気づ

く方法はあるのですか？

菊池：新しい環境になったり、親から見て「ちょっと吃音のことを言われているかも？」と思ったりした場合は、①真似、②指摘、③笑いを受けているかを聞き、日頃から、吃音の話題をオープンにすることが有効だと思います。

### 【診断書】

　最初のことばを繰り返す連発な吃音、最初のことばをスムーズに言えない難発の吃音が中等度にあります。**保育園の時、友だちに真似や、指摘、笑われることなどされて、本人は「しないで」と言い返すが、何回も嫌なこと**を経験しています。小学校では吃音を知らない児童がいるため、担任の先生へ｜○○くんは吃音がありますが、真似や指摘をせずに、笑わないでください。もし、周りの人が、○○くんが嫌なことをされていたら、味方になってください」と伝えていただけるとうれしいです。そのように**担任の先生に伝えてもらっても、学童では上の学年から真似や指摘されるかもしれませんので、同様のリスク管理の対応**をしていただけると助かります。

── 吃音ドクターの臨床 tips ──

　著者も幼少時、吃音でうまく話せずに泣いた記憶があります。幼稚園では劇のセリフ、小学1年生では音読の宿題で「すらすら読める」という項目をいくら頑張ってもできなかったからです。吃音支援はリスクマネジメントの積み重ねです。

幼児

## 吃音の原因は母親？

　小学 1 年生の女の子。最初に、子どもが顔をゆがめてもことばが出てこない瞬間を目撃した時、母親は非常に胸が痛みました。さらに、子どもが吃音になった原因について、主人と父から「吃音は母親（私）のせいだ」と言われたことがあります。確かに 2 歳の時に感情的になって怒り続け、手を上げることもありましたが、今では深く反省をしています。一方、現在の学校では子どもたちが吃音に理解を示しており、吃音が出てもからかう子どもはおらず、むしろ、子どもたちは○○（娘の名前）の話を最後まで聞いてくれるようです。この情報を聞いた母親は、とてもうれしく思っています。

菊池：吃音外来の受診は発症直後に来院することは稀で、色々な積み重ねがあってやっと来院することが多いです。この母親は、ご主人と父親に、「吃音の原因は、母親である」と言われていますね。

新人：本当に、こんなことを言う家族がいるのですね。

菊池：2 歳は「イヤイヤ期」であり、母親が育児に苦労するのは当たり前です。そして、吃音の知識のない家族が母親を責めるので、いつまでも子どもに吃音があると、罪悪感が取れないのです。吃音で話すのをやめた時に、「自分のせいだ」と母親は自分を責めるのです。吃音外来に来て、まず、「お母さんは吃音の原因ではないですよ」と『子どもの吃音　ママ応援 BOOK』（学苑社）を見せながら説明します。

新人：相談に来られた母親が、病院でも「母親が原因」と言われないか不安に思っているかもしれません。そこで、「母親は悪くないよ」と伝えることで、母親に自信をもってもらう目的なのですね。

菊池：そうです。「母親は悪くない」と思うことにより、子どもの吃音を落ち着いてみられるようになります。また、学校側が子どもの吃音について、配慮いただけることで、母親の安心度も上がっていますね。

新人：母親の接し方はわかりましたが、この女の子が現在、問題となっていることはあったのでしょうか？

菊池：女の子に、①真似、②指摘、③笑いを受けているかを聞いたところ、それらを経験し、嫌だったことの話を聞くことができました。個別に他の児童に説

明することも有効ですし、どのような対応をするのか話し合う機会を設けることを、以下の診断書に記載しました。

【診断書】

　吃音の程度は中等度でありましたが、**学校内での様子を聞くと、稀にクラスメートに真似されて、嫌だったことを先生に伝えていたよう**です。仲の良い〇〇さんの名前が挙がりましたが、再度確認すると、忘れたと言っていました。吃音および発音が未熟な児童は、他の児童から真似・指摘・笑いを受けることがあります。**本人に聞くと、〇〇さんの吃音のことを改めて伝える必要はないとは言われますが、本人やご家族に再度ご確認をしていただけると幸いです。**今後とも当科に定期的に通院をいたします。よろしくお願いします。

― 吃音ドクターの臨床 tips ―

　「祖父母や夫が吃音のある子に接し方が間違っている場合は、どう伝えたらいいのか?」と相談されることがあります。『子どもの吃音　ママ応援BOOK』(学苑社)は、マンガで読みやすいため、本をお勧めして読んでいただくとよいと思います。

## 口を押さえて話す

　　小学1年生の男の子。最初の音を繰り返して話す、声が出づらそうにして口を押さえて話そうとするなど、話すのを諦めたりする場面を親は目撃しています。ただ、子ども自身が吃音を自覚しているのかどうか、また周りから指摘されているのかについては不明です。さらに、子どもが成長するにつれて、周囲から指摘されたり、話すことを嫌がったりする可能性があることも親の心配材料です。社会が寛容になることを願いつつも、現実的には難しい部分もあるので、できることなら、吃音はなおってくれるといいのに、と思っています。

**菊池**：口を押えて話す吃音のある子はたまに出会います。本人は吃音に気づいており、からかいを受けているから、口元を隠して話すようになったのでしょう。

**新人**：1年生でも、吃音を隠す工夫をしている子はいるのですね。

**菊池**：①真似、②指摘、③笑いの経験を本人に聞くと、それらを経験しているとのことでした。そして、それらは嫌な経験となっていることを確認しました。吃音ということばを教えて、ことばがつっかえながら話してもいいんだよ、と伝えました。家族にも、吃音をオープンに話していいですよ、と伝えました。

**新人**：なぜ、「本人が吃音を自覚しているのかわからない」という姿勢だったのでしょうか？

**菊池**：「吃音は本人に気づかせない方がいい」という、診断起因説の情報を信じていたのでしょう。「診断起因説（原因が環境）」は否定されており、現在の吃音の原因は生まれもった体質、となっているため、吃音をオープンに話をしても、なおる吃音はなおるし、なおらない吃音はなおらない、と話しています。

**新人**：まだ、クラスみんなに吃音のことを伝えていないのですね。

**菊池**：低学年のうちから、先生が吃音のある人の話の聞き方を教えてもらうことは、クラスの賢い子が、吃音のある子の味方となってくれる可能性があります。そのため、吃音のからかい予防には、クラスでの吃音の説明はある方がよいと思っています。

新人：この男の子は、1年生3学期に受診されたので、2年生のリスクマネジメントの話もされたのでしょうか？

菊池：吃音の悩みは過小評価されやすいので、具体的に、真似や指摘、笑いを経験したこと、2年生での吃音の説明とかけ算の九九に対して、時間をはからないように、以下の診断書に記載しています。

### 【診断書】

　診察時、時々ことばがつまり、吃音が認められています。**1年生の時、クラスメートから話し方の真似をされたり、「なんでそんな話し方するの？」と聞かれたり、笑われたりしました。** 2年生になり、本人・親御さんが希望するならば、**早めにクラスメートに吃音の説明と話の聞き方を伝えるとよい**と考えます。

　なお、**2学期のかけ算の九九の時は、吃音が増加する傾向があります。** お願いしたいのは、時間を計るようにすると吃音のある子が困りますので、**時間を計らないでください。** よろしくお願いします。

--- 吃音ドクターの臨床 tips ---

　「子どもが自分の吃音に気がつくと吃音がなおらなくなる」と思い、診察時も「子どもに吃音の話を聞かせたくない」という親がいます。現在は否定された診断起因説の影響です。遅くても、小学校に入学するころには、吃音の話題をオープンにしておくとよいと思います。

## 学校に行きたくない

　小学1年生の男の子。4歳の時の保育園の先生から「本人に意識させない
ようにするのがよい」とのアドバイスを受け、それに従って子どもに配慮して
いました。保育園では、「○○くんはお口がとまるね」とお友だちに言われる
ことがあったようですが、家では泣いたりはしませんでした。しかし、小学校
へ入学した際、担任の先生は吃音についての知識がほとんどなく、吃音を単な
る言いまちがえと同じように思っているようでした。その結果、学童保育やク
ラスのお友だちから、からかわれたり笑われたりする出来事が5月まで続き、
子どもは家で泣いて学校に行きたくないと訴えました。

菊池：国語の音読でどもってしまい、友だちに真似をされ、泣いて親に訴えたこと
　　　で、吃音外来の受診となりました。園の先生が「本人に意識させないように
　　　するのがよい」という古い情報に触れ、吃音をオープンにせずに1年生と
　　　なりました。

新人：1年生の先生が、吃音は単なる言いまちがえと同じように思っていたことも
　　　びっくりです。

菊池：学童保育やクラスの友だちから、からかわれたり、真似されたりして、「学
　　　校に行きたくない」という事態に発展したので、私は児童本人に直接、①真
　　　似、②指摘、③笑い、をされた経験を聞き、具体的な友だちの名前も聞いて
　　　から、学校へ診断書を通して報告しました。2013年の「いじめ防止対策推
　　　進法」でも、いじめ予防には、相談を応じるものは、いじめがあれば学校へ
　　　通報すること、と記載してありますので、本人が泣いて訴えるほど嫌な体験
　　　となっていることを伝えました。

新人：先生は対応してくれたのでしょうか？

菊池：はい、病院からの診断書なので、真似や指摘をしていた児童たちと話して、
　　　真似や指摘を受けることがなくなりました。また、担任の先生が本人・保護
　　　者とも話をする機会を設けています。

新人：吃音のある本人のからかい・いじめを防ぐにはどうしたらよかったのでしょ
　　　うか？

菊池：本人に、真似、指摘、笑い、を受けた時のロールプレイをして、心の準備を

すると違った結果になっていたと思います。先生からクラス全体や学年全体に吃音の対応について、児童に説明することも有用だとは思います。理解できる児童が吃音のある児童の味方になってくれます。ただ、まだ小学1年生なので対応が遅いということはありません。リスクマネジメントの積み重ねが必要となってきます。

## 【診断書】

　小学校の低学年のこの時期は、話したい気持ちが強く、連発、難発の吃音を呈しています。そのため、クラスの子は①真似、②指摘「なんでそんな話し方なの？」、③笑い、をするものです。**吃音のある子の話の聞き方を、担任の先生から伝えていただける**と助かります。現在、真似・指摘をされるのは、〇〇さん、□□くんが主です。2人とも、悪気はないと思いますが、△△くんの話し方のことをお伝えいただき、**先生から、時々、「真似されていない？　笑われていない？」と声かけ**をしてみてください。声かけされるだけで、△△くんの自信につながると思います。次回、3ヵ月後に再診いたします。校内の「いじめ対策委員会」にも、議題として挙げることをお勧めします。

### 吃音ドクターの臨床 tips

　2013年に「いじめ防止対策推進法」が施行されてから、学校ではいじめ予防の対策を行っています。多くの小学校のホームページに「いじめ防止基本方針」が公開されています。2013年以降、吃音にともなう嫌な思いを学校側に伝えやすくなりました。

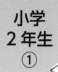
## ぼくは病気なの？

　　小学2年生の男の子。子どもが小学校の友だちに吃音の話し方を真似されていることが多いようです。仲の良い友だちにも真似され、それがショックとなって子どもは泣いて、母親に「ぼくは病気なの？」と聞いたことがあります。また、子どもの吃音は3歳ころから発症し最初は気づかずにふざけていると思い、叱ってしまったことがありました。母親は厳しすぎるところがあるので、子どもの心の余裕をなくしてしまっているのではないかと不安です。

菊池：「ぼくは病気なの？」と泣きながら言われると、親はショックを受けますね。友だちに話し方をよく真似されているなど、吃音に対する間違った情報が子どもたちルールで広まっていることが原因と考えられます。

新人：「早めに吃音を伝える」ということをしなかったことが、子どもたちルールでのからかいの結末となってしまうのでしょうか。

菊池：小学校に上がる前に、明らかに吃音がある場合は、担任の先生からクラスメートに伝えることが必要になってくると思います。子どもと吃音の話をする場合は、①真似、②指摘、③笑い、を聞いて、それらをする人の具体的な名前を聞きます。あなたには吃音があるので、わざとそんな話し方をしている訳ではなく、あなたは悪くないことを伝え、担任の先生からクラスメートに伝えてもらうことが有効です。

新人：診断書には、どんな内容を記載されたのでしょうか？

菊池：吃音のある児童が家で「ぼくは病気なの？」と親に質問したこと、クラスメートに吃音の説明をしてほしいことを診断書に記載しました。

新人：「ぼくは病気なの？」と言われた背景はどう考えたらよいでしょうか？

菊池：子どもたちに「吃音」ということばを教えてくれる人がこれまでいなかったのでしょう。先生から、「この話し方は吃音といいます」と教えてもらった方がよいと思います。「吃音」ということばが広まらないと、「君の話し方は病気？」または、「君の話し方は障害？」と、友だちから本人に逆に質問をされてしまいます。

新人：真似・指摘・笑いを言われる前に、こちらからクラスメートを教育する必要性を改めて感じました。

## 【診断書】

　吃音症は流暢に話せる時間も多いですが、時々最初のことばを繰り返すことがあります。繰り返すことがあると、クラスの人から「どうして、そんなにことばを伸ばすの？（どうして、そんな話し方なの？）」と指摘されてしまいます。今回は〇〇くんと〇〇さんに質問されたようです。本人は家に帰って泣きながら、「ぼくは病気なの？」と親に訴え、ショックだったようです。真似や指摘をされた嫌な経験から、本人は、〇〇先生に「〇〇くんには、時々ことばを伸ばしたり、繰り返したりすることがあるけど、話し方の真似や質問をせずに、話す内容を聞いてほしい」と伝えてもらいたいとのことでした。先生が吃音について説明する時は、〇〇くんは一緒にいてもよいとのことです。吃音症は、2013年施行の「いじめ防止対策推進法」、2016年「障害者差別解消法」の対象疾患ですので、家族や本人と話しながら、合理的配慮を検討していただけると幸いです。

---

### 吃音ドクターの臨床 tips

　学校側にお願いする時は、根拠となる法律名も入れて伝えています。2016年施行の「障害者差別解消法」では、「合理的配慮」ということばが生まれました。一方的な配慮ではなく、吃音のある子と学校側と「建設的な対話」の下に配慮が決定されることを指します。

## 吃音は一時的なもの？

　　小学2年生の男の子。吃音が始まったのは、次男が生まれて実家に帰っている間のことでした。兄弟が生まれると上の子に吃音が出ることがあるというアドバイスを受け、親は当初、吃音を一時的なものと考えていました。しかし、吃音の症状が改善されないため、療育センターなどを受診しましたが、子どもは聞かれたことにはきちんと答えられるため、「様子を見ましょう」と言われるばかりでした。吃音が発症した原因が両親のしつけが厳しかったことかも1つの原因かもしれないと考えることもあります。

菊池：下の子が生まれてから、吃音が始まって相談に来るケースは多いです。そして、多くの母親は罪悪感を抱きながら来院します。

新人：「すぐなおる」とアドバイスされても、すぐになおらないので、病院へ行くことになるのですね。

菊池：下の子が生まれたことによって、吃音が始まることが原因とならないことを私は2020年の論文で示しました（第1章2「原因の誤解②：愛情不足が原因だから、なおしたい」参照）。過去の出来事も重要ですが、今の小学校生活での困り感を聞くほうがより大切となってきます。

新人：いつもの、①真似、②指摘、③笑いを受けたかを聞くのですね。

菊池：そうです。すると、同級生に、「どうして、そうなるの？」と繰り返し聞かれていることがわかりました。彼の話し方を「吃音」と教え、「わざとではない」「吃音」と答えてもいいよ、と本人に提案しました。

新人：質問した子どもは、「なんで答えてくれないの？」としつこく何回も聞いてくることになります。

菊池：そうです。指摘を無視するのではなく、何らかの形で答えることが大切です。そして、話し方の真似もされていますので、そのことについても先生へ伝えるために診断書を作成しています。

新人：吃音のある子の声を代弁する手紙となりますね。

菊池：そうです。吃音は過小評価されやすいので、真似や指摘をされる児童の名前を記載すると、担任の先生が対応しやすいので、本人と相談して、具体的に名前を記載します。このように、低学年のうちから、自分が嫌なことを経験

したら、言語化して伝える練習をすることが、困難を乗り越えられる力につながっていくことになると思います。

## 【診断書】

　上記の者、本日吃音症があることから、当院に来院されました。〇〇くんの吃音は表面的にはあまり目立ちませんが、**同級生に、「どうして、そうなるの？」と繰り返し聞かれていることがストレスになっ**ているようです。具体的には、□□くんや△△くんに、**「あめ」と言う時に吃音が出ると、「『あ、あ、あ、あめ』って何」など、1度ではなく、何回も言われることが嫌**とのことです。対象児童またはクラス全体に吃音の説明をご検討ください。

### 吃音ドクターの臨床 tips

　「様子を見ましょう」とは、吃音に対して言われることばですが、次回の相談する時期を伝えておかないと、親御さんは次回、いつ相談に来ればいいのかわかりません。吃音のリスクマネジメントの考えをもつと、その年齢で起きるリスクを把握し、次回の予約を計画できます。

## 吃音をからかわれる

小学2年生の男の子。子どもが小学1年生の12月中旬に、学校で吃音についてからかわれたことについて、泣きながら「ぼくは病気なの？」と聞いてきたことがありました。また、からかわれている事実を知った時、親も非常にショックを受けました。2年生の6月初旬には、下級生の子どもからもからかわれ、学校に行きたくないと言い、朝から泣いて訴えたことがあり、その日は学校を休むこととなりました。

**菊池**：1年生の12月になり、子どもが泣きながら「ぼくは病気なの？」と聞いてきたとのことです。家族で吃音をオープンに話していなかったようですが、担任の先生からも吃音の説明がなかったため、クラスメートから、「病気」と言われたのでしょう。また、年少から笑われていたことも本人は記憶しており、小学2年生になり、吃音外来に来院しました。

**新人**：2年生になり、入学してきた1年生からも、からかわれたことが嫌だったのでしょうね。

**菊池**：口数が少ない男の子ですが、真似、指摘、笑いを受けて嫌だったことを覚えているので、からかいのリスクマネジメントや、吃音がある人は1人ではないことを伝えました。具体的に学校で困っていることを確認したところ、日直の号令の時、なかなかことばが出ないと、「早く言って」と言われていることでした。

**新人**：日直は2人いるので、声を合わせてもらうとよいのでしょうか？

**菊池**：2人で号令を言うと吃音が出にくくなる可能性はあります。ただ、日直の2人の席が離れすぎていると、声がうまく合わせられないこともあり、クラスで日直の体制について詳しく聞く必要があります。

**新人**：吃音のある子で、泣きながら訴える子もいれば、我慢して大人に言わない子もいるのですね。

**菊池**：そうです。泣いて訴えなかったから困っていないということではなく、新しい環境では、真似、指摘、笑いを受けるリスクがあることを、先生も含め、大人が理解している必要があります。

**新人**：診断書を書くポイントは何ですか？

菊池：担任の先生に、難発の吃音があること、具体的に困る場面の説明をし、対応例などを伝える診断書を記載しました。診断書の内容を、本人、親御さんとも確認して、追加してほしい内容や、これは不要な内容を確認すると、本人の自信にもつながると思います。

## 【診断書】

　〇〇くんの**吃音は難発が主体であり、口数も少ないこと**から、わかりづらいかとは思いますが、今は吃音が多い時期とのことです。具体的には、**日直の号令の時に、なかなか声が出ないと、周りから、「早く言って」などと言われることがある**ようなので、日直の号令の時に、時間的な余裕をもたせることがよいとは思います。2人の日直の声が合わない場合は、「せーの」と小さく声かけをするのもよいのかもしれません。また、九九の発表は終わっているかもしれませんが、みんなの前で発表する場面は緊張しています。**「早く言って」は、吃音のある子にはプレッシャーとなります**ので、ご配慮いただけたら幸いです。児童のご指導おつかれさまです。何卒よろしくお願いします。

### 吃音ドクターの臨床 tips

　吃音は最初のタイミングが合わないため、号令や音読などで2人で声を合わせることが有用です。しかし、吃音のある子が、他人の声を聞かず、他人に合わせない状態では効果がありません。吃音のある子にも、「〇〇くんの声に合わせて言ってみよう」という説明は必要です。

# 何で自分は声が出ないのだろう

　　小学 3 年生の男の子。吃音は、幼稚園入園前から始まり、成長に伴い、「ぼ
ぼ…ぼくが」「なな…なんで」といった連発の吃音は軽減しています。しか
し、まだ何かを説明する時に、頭ではわかっていても声が出ないことがあるよ
うです。そのため「えーっと、えーっと」ということばが多く、自分でタイミ
ングを見計らっていますがことばが出ず「忘れた」とごまかすことも多々あり
ます。学校の発表の際にも同様の問題が発生し、「何でみんなは声がすぐに出
せるんだろう。何で自分は声が出ないんだろう」という思いが子どもの中で強
くなっています。友だちからの指摘が、今後いじめにつながらないか不安で
す。

菊池：「吃音はだいぶ少なくなり、何かを説明する時に、頭ではわかっていても声
　　　が出てこない」とあります。吃音が連発から難発に変わったことを示してい
　　　ますね。

新人：連発性の吃音が減ったから、親は吃音が減ったという認識なのですね。

菊池：本人が必死で、「えーっと」をつけながら、連発性の吃音を出さないように
　　　苦労している様子が目に浮かびます。「何で自分は声が出ないんだろう」
　　　と、自分の吃音について知りたい様子があります。「ことばを繰り返した
　　　り、つっかえたりすることある？」と本人に聞くと、「ある」と答えるはず
　　　なので、そこで「あなたには、吃音があるんだよ」と伝えます。

新人：本人に「吃音」ということばを伝えて、ショックなど悪いことは起きないの
　　　でしょうか？

菊池：診断起因説（第 1 章 2「原因の誤解②：愛情不足が原因だから、なおした
　　　い」参照）の影響で、「本人が吃音に気づくとなおらない、気にするように
　　　なる」などの情報があります。しかし、それは古い情報であり、「吃音」と
　　　いう名前を早めに教えておくことが、本人の自己理解が深まります。

新人：3 年生で吃音を隠す努力をたくさんしているのですね。

菊池：1 年生から 3 年生までの話を聞くと、「どうして、ことばがつまるの？」と
　　　何回も聞かれたことが嫌だったようです。1 年生になったら、「吃音」とい
　　　うことばを子どもに教える必要性を感じます。また、2 年生のエピソード

で、「班で音読を早く競う授業」の話も聞きました。診断書には、指摘や真似、笑いの対応、吃音が出た時の話の聞き方、授業内容での困り感を記載しました。

## 【診断書】

通常の会話では流暢に話せる時間が多いですが、時々、最初のことばが出ない症状があるのも吃音です。本人が困ることとして、**1年生の時に、友だちから「どうして、ことばがつまるの?」という質問を何回か聞かれたことが嫌**だったようです。2年生では記憶に残る質問はなかったとのことですが、**3年生となり、クラスメートに同様の質問をされて、うまく答えられないのではないかと心配**しているようです。**「時々、ことばがつまることがあるけど、わざとではない。真似や笑わずに最後まで話を聞くように」**と、本人が希望すれば、伝えていただけると助かります。

また、授業中の困り感として、**2年生に、班で音読を早く競う授業が4回くらいありましたが、毎回吃音が出てしまい、勝てなくて、班の人に申し訳ない気持ちになった**そうです。そのため、**時間を競う授業の時は、吃音のある児童は不利**となることもありますので、授業の際には配慮いただけたら幸いです。本人・家族とも含めた合理的配慮の提供を検討してもよいと思います。

---

### 吃音ドクターの臨床 tips

早く言えることが良いことでしょうか? 足し算カード、九九の暗唱、音読や暗記物の時間計測で吃音のある子が困るリスクが発生します。先生がそのリスクも考えて行っているのでしょうか? 本人が困っていたら、親は担任の先生に相談することが、本人の助けとなります。

# 話すまで授業を始めません

　小学3年生の男の子。子どもは友だちから「なんでそんなしゃべり方なの？」と質問されています。特定の友だちから話し方の真似をされています。また、授業中に発表をする際、ことばにつまってしまうことがあり、先生から「○○さんが話すまで授業を始めません」と言われることもあるそうです。子どもが吃音で発表に困っており、親は吃音と向き合い方を知るために吃音外来を受診しました。

**菊池**：発表につまった時、「○○さんが話すまで授業を始めません」と先生から本人に言われたとのことです。注目されればされるほど声が出ないのに、先生は30分ほど、授業が終わるまで本人を立たせていました。

**新人**：そんなに時間を待たなくても、「この子に何かあるのではないか？」と先生の配慮があってもいいのではないでしょうか？

**菊池**：その通りだとは思いますが、親御さんは、子どもに吃音があることを伝えていなかったそうです。また、単なる難発にしては、時間がかかりすぎているのも気になります。そこで、先生にこの児童の症状を伝わりやすいように、吃音と場面緘黙もあることを伝えました。

**新人**：場面緘黙という名前は聞いたことがありますが……。

**菊池**：場面緘黙には程度があり、私と診察室での会話は問題ありませんでしたが、話せないことに対して、先生からひどい誤解を受けることがありますので、その可能性も伝える必要があると思いました。あとは、いつものように、①真似、②指摘、③笑いを受けていないかを確認し、先生が気づいていない本人の困り感を代弁する診断書を書いています。

**新人**：学校の先生への診断書を、本人に見せるのですか？

**菊池**：見せます。書いた文章を本人に見せて、本人が納得したものを提出するようにしています。それが、「吃音のある子の味方なんだ」と信頼してくれるきっかけとなります。

## 【診断書】

　吃音症および場面緘黙症（行動抑制気質）があることを診断いたしました。診察室内では目立った吃音が見られませんが、**学校で話し方の真似をされたり、「なんで、そんな話し方するの？」と聞かれていた**ようです。また、**注目される場面になると、声が出なくなる場面緘黙の症状もあり、せかされても声が出ません。**先生方の理解と配慮をお願いいたします。今後、4年生になって担任、副担任が変わるとは思いますが、申し送りをお願いいたします。1つ気になったのは、授業中に発表をするのが心配とのことなので、〇〇くんの様子を見ながら、発表できたらほめていただけると幸いです。本人およびご家族の申し出がありましたら、合理的配慮をよろしくお願いいたします。

---

### 吃音ドクターの臨床 tips

　小児の診療で、「話せない」という場合、難発の吃音だけではなく、200人に1人いる場面緘黙の可能性も考えて話を聞きます。大人になっても緘黙が続いている人はいますので、安易に「大きくなれば話せるようになります」と伝えず、継続的な支援が必要となります。

## 友だちから笑われる

　　小学 3 年生の男の子。最初は吃音をあまり気にしておらず、そのうち自然に軽減するだろうと期待していました。しかし、吃音が軽減されずに続いたことから、親は子どもに対して「ゆっくりでいいよ、深呼吸して言ってごらん」とアドバイスをするようになりました。保育園に入園すると、緊張やストレスなどが原因で吃音が激しくなり、発話が途切れることが増えました。さらに、年長になると友だちから笑われたり、真似されることが頻繁に起こるようになりました。

**菊池**：年長から友だちに真似や笑いを受けていたが、先生に話をしていても、先生は対応してくれなかったとのこと。休み時間でも、「あっち、言って」と言われてしまい、人間関係の構築がうまくいっていないようです。この子はADHD の診断もついており、先生から注意をされる回数が多くなっているように思われます。先生に注意されてばかりいると、他の子どもも先生と同様に、その子に対する言動が厳しくなります。

**新人**：つまり、先生が吃音のある子を注意すればするほど、吃音のからかいが増えるということでしょうか？

**菊池**：様々な吃音のある子を見てきましたが、吃音に理解のある先生のクラスではからかいが少ないです。逆に、先生が吃音を誤解しているクラスでは、吃音のからかいが多いことがわかりました。子どもたちは良くも悪くも、先生の行動をしっかりと見ています。ADHD の症状を先生が注意する様子をクラスメートが見ると、吃音の症状を見ただけでクラスメートがその子を注意する、という構図になってしまうのです。ADHD も含め、事前に先生に理解し、配慮してもらうことが、からかい・いじめ予防につながります。

**新人**：先生に理解してもらうために、専門家からも診断書を作成することは、意味があるのですね。

**菊池**：診断書ではクラスで生じている問題点を記載しました。人間関係のスキルの向上は、人間関係の積み重ねでしか向上しないと思います。「あっち、言って」と切り離されるのではなく、多様性を受け入れる教室で、本人のスキルを向上する経験を積み重ねていけることをサポートできるとよいです。

## 【診断書】

　吃音は最初のことばのタイミング障害であり、最初のことばを繰り返したり、つまったりする症状が中等度認められます。吃音のある本人を変えることは難しいので、周りの理解が大切となります。吃音が出ると笑われることは最近ないようですが、**休み時間に遊びたいと話しても、「あっち、言って」と、〇〇さんから言われる**とのことです。**子どもたちは、先生の言動に強く影響し、3年生1学期までの担任の先生から、不注意や落ち着きのなさを注意されていた**こともあったそうです。吃音症ならびに ADHD は 2016 年施行の障害者差別解消法の対象疾患です。大変ご多忙のところ誠に恐縮ではございますがよろしくお願い申し上げます。

### 吃音ドクターの臨床 tips

　吃音のある子の半数は吃音だけで、それ以外の半数には発達障害やてんかんなどが併発しているといわれています。そのため、吃音の相談を受ける時は、ADHD、ASD、LD、チックなどの併発症がないか考えて接することが、その子の包括的支援には必要です。

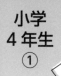

# 不安で発表できない

小学4年生の女の子。学校で笑われたり、真似されたりするような状況は
ないようですが、吃音に関する不安が彼女に影響を与え、発表ができない状態
にあります。

菊池：笑われたり、真似されたりはないが、吃音への不安があるということから、
　　　不安が強い子だということがわかります。吃音が出ても、たくさん話して友
　　　だちと交流を深めている子よりも、このような吃音への不安があり、授業で
　　　発表ができない児童が、小学3、4年生から増えてきます。

新人：頭の中が、「どもりたくない」ということで一杯なのでしょうか。

菊池：小学4年生までの人生体験から、「吃音＝悪いこと」と思い込んでしまって
　　　いる子が多くいます。この思考回路が固定される前に、吃音をオープンに
　　　し、吃音は悪いことではないよ、と支援をしていかなければなりません。

新人：この担任の先生は、クラスメートに吃音のことを伝えていたのですね。

菊池：親御さんと本人が話し合って、クラスでカミングアウトし、クラス内では吃
　　　音が周知されています。今後は授業で「手を挙げて発表する」経験が必要に
　　　なってきます。授業の発表方法は、①先生から指名されて発表する受動的発
　　　表と、②自分で手を挙げて発表する主体的発表の2通りがあります。でき
　　　れば、②主体的発表ができる環境づくりをしておくことが、今後の本人の不
　　　安を軽減することに役立ちます。

新人：4年生は、2分の1成人式がありますね。

菊池：そうです。2分の1成人式は、クラス内だけではなく、保護者も参加しま
　　　すので、発表をしたくない子どもはその日だけ欠席することがあります。2
　　　分の1成人式の欠席を予防するためにも、クラス内で②主体的発表ができ
　　　るようになっておくような診断書を記載しています。

## 【診断書】

　吃音症は中等度であり、最初のことばを言う時に、顔に力が入ることがあります。**6月に〇〇先生から、クラスのみんなに吃音のことを伝えていただきありがとうございます。**現在も、クラスメートから、真似・指摘・笑いなどの嫌な経験はされていないことを確認しました。**授業内容を理解し、テストで良い点が取れるのにもかかわらず発表していないのは、「□□さんと、△△くんに笑われるのではないか」という予期不安がある**からだと思います。〇〇さんが発表しやすいように、先生から、「発表してもいいんだよ。ことばがつまって、笑う人がいたら、その人を注意しますからね」と、話しやすい安全な場を作っていただけると自信がつくと思います。**3学期に2分の1成人式がありますので、人前で話すことを回避している状態が続くと、2分の1成人式を欠席する可能性**があります。ご多忙とは存じますが、よろしくお願いします。また、当科でもフォローしたいと思います。

### 吃音ドクターの臨床 tips

　吃音のある小学生には、「手を挙げて発表していますか？」と聞いています。当てられて発表することは受動的な発表、手を挙げて発表することは能動的な発表です。私は「手を挙げて発表できること」を目指して支援しています。それが2分の1成人式の不安の対策になります。

# 吃音を出なくするために

　小学 4 年生の女の子。女の子は友だちと話している際に吃音が出てしまうと、友だちに真似されたり笑われたりすることがあります。その際、女の子は「やめて」と言いますが、友だちは謝りつつも笑ってしまうとのことです。長女も吃音があったけれど小学校入学時にほぼなおったため、この子も同様になおるかと期待していましたが、完全にはなおりませんでした。本人が「どうすると吃音が出なくなるのか」「病院に行きたい。治療をしたい」と希望したので、吃音外来を受診しました。

**菊池**：「どうすると吃音が出なくなるのか」と言う子どもの背景を確認する必要があります。今回の場合は、吃音が出て、真似と笑いが出ることが不快につながっているという背景が想像できます。

**新人**：友だちの会話で、話に集中してもらえず、話し方に反応されるのは辛いですね。

**菊池**：男の子と比較して、女の子が困ることは、小さなグループでの会話の時に、無理解が生じている場合です。女の子は、男の子よりは固定化されたグループで話すことが多いからです。親は姉がなおったので、妹も同じようになおると思っていたので、吃音に関してオープンに話してこなかったようです。

**新人**：吃音のある子の困る時期は人それぞれですね。

**菊池**：おそらく、友だちと話していて、真似されたり、笑う人がいなければ、本人が「本当に困った」と親に訴えるのは、数年後になってからかもしれません。いつもの①真似、②指摘、③笑いを受けた人の話を、学校の先生への診断書に入れました。変わるのは吃音のあるあなたではなく、無理解な友だちであるという内容です。

**新人**：小学 4 年生は、思春期の始まりでしょうか？

**菊池**：そうですね。小学 4 年生にもなると、真似したり、笑う子に対して、先生が注意したとしても、反抗する児童は現れます。できれば、1、2 年生の間に、吃音のある子どもの話の聞き方を教わることが理想だと思います。

## 【診断書】

　授業中は吃音があまり出ないとのことですが、**休み時間では吃音が出ることもあり、クラスメート（〇〇さん、□□さん、△△さん、◇◇くん）たちに真似、笑いをされています。複数回されており、本人が「やめて」と言っても、「でも、笑っちゃうもん」と言われ、何度も嫌な思いをしている**とのことです。本人に必要なのは、クラス内で、休み時間に吃音が出ても、理解してくれる人、味方となってくれる人が必要だと思います。クラス内で吃音の説明をよろしくお願いいたします。

### ─ 吃音ドクターの臨床 tips ─

　女の子の困りごとの特徴は、少数の固定メンバーでのグループで、吃音を理解してくれる友達がいるかどうかに左右されます。いつものグループメンバーに吃音を理解し、味方になってもらうことがうまくいく秘訣です。先生に吃音の説明をしてもらうことも有効です。

# 「変な言い方だね」と言われる

> 小学4年生の男の子。他の人から「話し方がおかしいね」と言われることがあり、発表の際にことばが途切れたり、出てこなくなることがあります。

菊池：初診時に、親御さんからの情報が少ない場合があります。声が出ない時があって、話し方がおかしい、と言われていることを把握していても、診察前に自由記述をしてもらっている用紙（吃音に対してショック・心配なことはありますか？）（巻末資料参照）の記述が少ない場合は、親子で吃音をオープンに話せていないことが多いです。

新人：親子で吃音について話せていないけれど、何から話していいかわからないので困っていることも考えられますね。

菊池：そうですね。①真似、②指摘、③笑いの有無を確認し、声が出てこない時があるのは、「吃音」という名前があることを説明しました。吃音が出た時には、「変な言い方だね」と言われることは嫌な体験であり、その予防として、クラスメートに先生から吃音の説明をしてもらうことが有効となります。ただ現時点で本人は、自分の吃音のことを伝えない方がいい、と希望しています。

新人：なぜ、先生から吃音について話すことを拒むのでしょうか？

菊池：それは、今まで吃音が出ると嫌な思いをしてきて、吃音のことをさらに知られてしまうと、余計に嫌な思いが増えてしまうのではないかという不安があるからでしょう。また、吃音について伝えるということはこれまで誰もしていないので、自分だけ注目されたくない、という心理もあるとは思います。

新人：では、どんな対応が望ましいのでしょうか？

菊池：本人が困っていることを担任の先生に伝えることは、同意しました。他の人にカミングアウトすることは、本人のタイミング次第、という話を担任の先生に診断書で伝えています。まずは担任の先生が味方になっていただきたいです。

- - - - - - - - - - - - - - - -

　吃音は流暢に話せる時と、ことばが数秒から数十秒出ない時があります。昨年の**授業参観日の発表の時も、1分ほど声が出なかったことを母親が確認**しています。つまっても、時間がかかっても発表することが自己達成感を感じることができるのです。吃音症で一番大事なことは、発話意欲です。本人は4年生になっても、**授業中に声が出ないと、まわりの人から、「変な言い方だね」と言われている**ようです。現在、**日直の号令、音読、発表などに困難感**があり、合理的配慮を行うことにより、発話意欲は増加すると思います。例えば、日直が2人いるならば、2人で声を合わせて号令を行ってください。音読も2人読みを取り入れるだけで、「明日音読があるから嫌だ」という思いが減ります。現在、発表をほとんどしていないのは、発表中に吃音が出た時のクラスメートの反応が怖いからだと思います。**本人には、担任の先生からクラスメートに「吃音があり、時々ことばが出ないけれど、最後まで聞くように。わざと声を出さない訳ではない」と伝えてもらう方がよい**とは言いました。**今日の診察では、「吃音のことをクラスメートに伝えない方がよい」と言っていましたが、多くの診察経験から、遅かれ早かれ、先生からクラスの子に伝えてもらう機会がある**とよいように思います。

---

**── 吃音ドクターの臨床 tips ──**

　吃音の相談に来た親子が、吃音の困り感を一言二言（「話し方を指摘される」「発表の時に声が出なくなる」など）しか語れないことは多くあります。そのことばだけではなく、吃音のある子の困りそうな場面を丁寧に対話することが、困り感の早期解決につながるでしょう。

# 重い吃音

　小学 5 年生の男の子。吃音が小学 1 年生から始まり、年々悪化しているとのことです。吃音が非常に重いため、前の席の子どもが驚くほど机や椅子をガタガタしながら話すことがあり、学校、家庭のどちらでも吃音が発生しています。また、長い沈黙の後、やっとことばが出るという症状が見られ、この吃音が精神的な要因によるものなのか、体の機能に問題があるのかについても不安があります。

菊池：「前の席の子が驚くほど机・椅子をガタガタしながら吃音が出た」とのこと。随伴症状が大きく出ている子どもですね。

新人：吃音症状が重い子どもなのですね。どのようにアプローチしましたか？

菊池：音読が調整しやすいので、まず音読をしてもらった後、2 人読みを取り入れる方法を行ったのですが、2 人読みをしても、流暢に発声することはできませんでした。自分が話すことに必死になってしまい、2 人読みでの私の声を聴いていませんでした。

新人：2 人読みがうまくできなかったのですね。

菊池：次に試したのは、メトロノームに合わせての発声でした。1 分間に 80 回程度のゆっくりとしたメトロノームに合わせて話してみると、上手ではないけれど、メトロノームに合わせて話すことができ、慣れてくると吃音が出ずに、流暢に話すことができていました。そして、メトロノームを使わずに 2 人読みができるようになりました。

新人：重い吃音でも、タイミングを合わせると流暢になるのですね。

菊池：そうです。吃音は話し始めのタイミングを合わせるのが下手な人であると理解すると、支援も考えやすくなると思います。タイミングが合わず、話し始められない人に向かって、「ゆっくり」「落ち着いて」と見張るような声掛けをしても、さらにタイミングが合わなくなってしまいます。

新人：この男の子は、学校側に何かお願いしたのでしょうか？

菊池：診断書として、吃音は 2 人読みだと流暢になることを伝え、登校しぶりのある英語の授業での配慮をお願いする内容を記載しました。

新人：発表の免除を児童にすると、ずっと発表免除しないといけなくなりそうで、

そこまで学校にお願いするのは良いことなのでしょうか？

菊池：私はこの男の子との会話の中で決めたことです。発表免除も一時期配慮されることで、次の学年では配慮がいらない、という児童が多いです。本人の意見を尊重して、自分で人生の選択肢を選べる子が望ましいと思います。

## 【診断書】

　吃音は重度ですが、2人で声を合わせると、スムーズに話せるという特徴が吃音にはあります。メトロノームに合わせて発話することも流暢に話せる訓練となります。本人との話の中で、学校で困っていることは、外国人による英語の授業であることがわかりました。先生の交代が多い授業とは思いますが、授業中に当てられ、なかなか答えられないことで、授業の進行の遅れを気にしてしまい、英語での問答も難しいようです。そのため、英語の担当の先生には、「○○くんは1人での発表を免除していただけると、学校に行きたくないという不安が減ると思います」とお伝えいただければと思います。

### ── 吃音ドクターの臨床 tips ──

　周りの人が随伴症状を気にすることがあります。ただ、その背景には難発性の吃音があるので、随伴症状だけ指摘しても本人が困るだけです。随伴症状は時間とともに変化していきますが、話す苦労がある時は、吃音の相談のタイミングでもあります。

# どうすればなおるのか

小学 5 年生の男の子。発表や音読が難しいと感じており、「どうすればなおるのか」を考えているようです。親は、子どもが電話をかける時や毎日の音読の宿題において、吃音に苦しんでいる様子を見て心配しています。特に毎年の 4 月に吃音が悪化しているようです。担任の先生には、吃音のことについてのプリントを渡しているにもかかわらず、音読のタイムを計られるようで、それが苦痛になっています。

菊池：「どうすればなおるのか」という訴えから、かなり困っていることが学校で起きているのだと推察できます。音読のタイムを計られていることが苦痛になっている 1 つの要因だと思いましたので、本人に具体的な話を聞きました。

新人：なおるか、なおらないか、の話の以前に、困っている SOS に気づくべきということですね。

菊池：漢字ドリルの読み方の暗記を限られた時間で言わせ、吃音が出て発話が阻害されるため、なかなか合格できず、時間的なプレッシャーもあり、時間内に言えずに先生に怒られてしまうのです。どれだけ暗記して覚えても、吃音が出て、時間内に言えないことが続くと、吃音のある児童は次第にやる気がなくなっていきます。そのようなことが積み重なり、「どうすればなおるか」というこの苦しみから抜け出すためのことばが発せられたのだと思います。

新人：漢字ドリルの読み方に、時間を計る授業は初めて聞きました。

菊池：私も初めて聞きました。また、この男の子と話していると、日直を 1 人でしなければならないという不安があることもわかりました。高学年になると、日直を 1 人で行うクラスはあります。日直が 1 人だと、号令を 2 人で言うことができず、毎回、授業の前後の号令で吃音のある児童は苦しみます。

新人：学校への診断書はどのような内容になりますか？

菊池：本人が困っている具体的な場面を伝える内容となります。音読の配慮、日直の配慮、時間計測の配慮を記載した診断書を以下に示します。しかし、一旦、そのような学級運営となっているので、学期の途中で変更は難しいかも

しれません。できる範囲で対応する話としています。

新人：時間を計る問題は、2年生のかけ算の九九だけではなかったのですね。

菊池：子どもたちは、1年1年が勝負です。「今まで大丈夫だったから、今年伝えなくてもいいや」と思うのではなく、毎年リスクマネジメントとして、担任の先生に渡す巻末資料をご活用ください。

【診断書】

　吃音は中等度であり、発話のタイミングが合わず難発の吃音があります。現在の困り感として、**①漢字ドリルの暗記を時間計測すること、②音読を1人ずつ丸読みすること、③発表したくても、ことばがつまってしまい、クラスのみんなを待たせるのが心配だから、発表できない、④来月、1人日直が回ってくるので、号令や朝の会などで、流暢に話せず、みんなを待たせてしまう**、などがあります。吃音の特徴は、2人で言うと流暢に話しやすいことがあります。時間的に急かされると、吃音が増加する傾向があります。

　そのため、支援法としては、**①音読を2人読みにする、②日直を2人にする、③時間を計測しない**、などが考えられます。ただ、すでに新学期も始まっているため、すぐには変更が難しいとは思いますが、タイミングをみながら、少しずつ変更していただき困っている場面に注意していただけると幸いです。

## 吃音ドクターの臨床 tips

　「『吃音がなおらない』ことを、いつ子どもに伝えたらいいのか？」と悩んでいる親御さんは多くいます。成長するにしたがってなおる人がいることは事実ですので、私は聞かれたら、「今は吃音があるので、困ったことを教えてください。うまく付き合えたらいいね」と伝えています。

## 健康観察の恐怖

小学5年生の男の子。友だちからつまった時のことばを「繰り返してみて」と言われた経験があります。学校での健康観察の際にからかわれるのを嫌がり、次の日からトイレに隠れるようになりました。また、本人の鉛筆が週に1本ずつなくなっているようです。

菊池：小学1年生から行っている健康観察でも、吃音のある子どもは困ることがあります。先生が〇〇くんと呼んで、「はい、元気です」と答えるシステムで、先生が呼名をしている時は、なんとかできると思います。高学年になり、健康観察の形が変化し、児童同士で健康観察をさせる時に、大きな問題が生じます。

新人：健康観察も、先生が呼名しない方法があるのですね。

菊池：この男の子は4年生の時、子ども同士で健康観察をする方法を恐怖に感じ、10日間連続で健康観察の時間に教室を抜けてトイレに隠れていました。健康観察で吃音が出ると、クラスメートから吃音を指摘され、声が小さいと先生から注意をされる不安を恐怖に感じていたのでしょう。5年生になっても、同様の健康観察の方法でしたが、本人と話をして、先生が呼名する通常の健康観察に戻すことで、不安が軽減したとのことでした。

新人：本人の鉛筆が週に1本ずつなくなるって、いじめですか？

菊池：具体的にはいじめかどうかはわからないのですが、先生にこのような事実を伝えることは大切です。吃音のある児童が抵抗しない子だと思われると、本当のいじめにつながる可能性があります。

新人：診断書には、どんな内容を記載したのでしょうか？

菊池：この男の子が困っていることを具体的に記載しました。真似や指摘、笑いを受け、健康観察での恐怖感も伝えています。健康観察を児童同士で行う方法では、吃音のある子が困ることを伝えています。また、からかいがエスカレートして、鉛筆がなくなるいじめへとつながっていることの注意喚起まで伝えました。

【診断書】

　2年生から「なんで、ことばがつまるの？」という**質問を何度もされ、笑われて、真似されていました**。**健康観察の時に、ことばがつまると、周囲から笑われる**ことが繰り返しあったため、**4年生では健康観察に恐怖感を覚え、その時間はトイレに隠れることが10回**ほどあったそうです。**5年生でも健康観察は、児童が次の人の名前を言う方式**にされていますが、この方法を見直していただきたいです。吃音はタイミング障害であり、先生から言ってもらう方がタイミングを取りやすくなると思います。また、健康観察で、「〇〇くん、どうですか？」と次の人の順番に移る時に声が出なくなることが多いようです。「なんで、ことばがつまるの？」という質問は、△△くん、□□くんから多く聞かれており、嫌ではないが、質問する回数が減ればいいな、と思っています。

　また、6月3日から**本人の鉛筆が週に1本ずつなくなっていて、この1ヵ月で3本も鉛筆が紛失**しており、誰かのいやがらせなのかわかりませんが、また鉛筆が紛失することがあるかもしれません。

---

## 吃音ドクターの臨床 tips

　健康観察「はい、元気です」がうまく言えなくて、相談を受けることがあります。吃音は症状の波があるもので、しばらくすると、「言えるようになった」という子が出てきます。「はい」を言わずに、「元気です」だけでうまくいくこともあるので、担任の先生の協力が必要です。

# 発表で笑われる

　　小学6年生の男の子。吃音に悩んでおり、それが原因で友だちに笑われること、ことばをうまく発することができないこと、特に「な」行や「お」といった音で始まることばで吃音がよく出てしまい、うまく話せないことを自覚しています。親としては、子どもの吃音が3歳ころから気になり始め、病院で健診を受けた際に相談したものの、自然になおるだろうと言われていました。しかし最近、子どもが「学校の発表で笑われる」「学校に行きたくない」と漏らすようになりました。その話を学校の先生に相談しているところを子どもが聞いてしまったことで、以前はあまり気にしていなかった吃音を、子ども自身も気にするようになったのではないかと心配しています。

菊池：最近になり、「学校の発表で笑われる」「学校に行きたくない」と本人が言っています。親が吃音の相談を学校の先生に話していたのを聞かれたから、わが子が吃音を気にするようになったとのことですが、親が吃音の話をしていたからではなく、本人が学校で嫌な体験をしていると考えた方がいいでしょう。

新人：いつもの、①真似、②指摘、③笑い、を受けたかどうかを聞くことですね。

菊池：そうです。2、3年生で笑われることが多く、3、4年生で真似や指摘を何回も受けていたけれど、その対策をせず、自分1人で悩みを抱え込んでしまい、6年生になっても、吃音が出ると笑われる経験をして、学校に行きたくなくなったのだろうと思います。

新人：「自然になおる」ということばを信じ切っていたのでしょう。

菊池：「診断起因説」の影響から吃音を意識させないようにしていることへの弊害だと思います。もっと子どもと吃音についてオープンに話していれば、変わった状況になっていたのかもしれません。ただ、私たちにできることは、子どもの不安な気持ちがどこにあるのか、どのように配慮するといいのかを丁寧に話し合っていくことです。

新人：国語の音読が苦手ということなので、2人読みを取り入れてもらえるといいように思います。

菊池：音読の2人読みの提案してみますが、担任の先生の授業の方針もあります

ので、定期的に通院をしながら、本人と登校するための作戦会議を重ねていきます。診断書で、国語の音読の恐怖があることを担任の先生に伝えるように記載しました。

【診断書】

幼少児からある吃音ですが、**2、3年生で笑われることが多く、3、4年生で真似や指摘を何回も受ける**ことがありました。低学年から発表する時に、嫌な経験を積み重ねていますので、国語、特に音読が苦手と聞いています。**音読が苦手**なことは吃音児童の共通点といえます。**6年生になり1学期に、「学校で発表する時に笑われる」「学校行きたくない」**と保護者に伝えましたが、2学期も音読のある国語の授業は不安をもちながら登校しています。吃音症は話す時のタイミング障害であり、2人で同じことばを言う時には流暢に話せます。日直の号令では今のところ困ってはいませんが、音読の困り感の解消の合理的配慮として、音読は挙手制にされているとのことですが、指名して音読をさせる時は、**「2人で音読をすると、吃音は消失し、本人の悩みが解消される」**ことをしてみてもよいとは思います。

## ── 吃音ドクターの臨床 tips ──

　小学6年生の児童に、「授業中に手を挙げて発表していますか」と尋ねることがあります。通常の学級で自主的に発表していない場合は、同じクラス内でも不安を感じているかどうかを確認します。そのことで、他の先生や児童、保護者のいる「卒業式」での不安を予測しています。

# 親には言いたくない

小学6年生の男の子。5年生の最後の参観日で、親の前で発表する時に、吃音が出て話しにくかったことがショックな経験でした。親は、子どもが2歳を過ぎて話し始めたころから吃音に気づいていました。成長とともに軽減することもあるため、周囲からは子どもに指摘したり意識させたりしないように言われていたようです。幼稚園や小学校に通い始めても、吃音は続いており、担任には「吃音がある」と伝えるにとどまっていました。しかし、小学5年生になった時、初めて祖母に泣きながら「ことばのことで友だちにからかわれる」と訴えたと言います。「親には心配をかけたくない」という思いから、ずっと1人で悩みを抱えていたことを親は初めて知り、吃音外来へ受診しました。

**菊池**：祖母に「ことばのことで友だちにからかわれる」と泣きながら本人が訴えたことで吃音の悩みを1人で背負い込んでいたことがわかり、吃音外来を受診しました。「本人には指摘せずに意識させないように過ごしてきた」ということで、逆に親に相談しづらかったのでしょう。

**新人**：吃音でからかわれることを、本人からはなかなか言いづらいのですね。

**菊池**：吃音の様子を見て、笑われることが嫌だったとのことです。自分のクラスだけではなく、他のクラスメートにも笑われるので、担任の先生から吃音を周知していただくことをお願いする内容を診断書に書きました。

**新人**：「5年生の最後の参観日で、親の前で発表をする時に、吃音が出て話しにくかった」ということから、去年のことが気になっているのですね。

**菊池**：親に気をつかっている子はいます。6年生でも、親子同室で診察を行いますので、からかい予防や今後の不安点について、私と本人が話すように吃音のことをオープンに話していい、と親に伝えています。

**新人**：吃音外来に来ることで、親子関係の改善につながるとよいですね。

**菊池**：私の病院に来る際に、親子で吃音のことをオープンに話すきっかけとなることはうれしいことです。

## 【診断書】

　吃音の程度は中等度であり、なかなか声を出せない時は、口を大きく開けて、息苦しそうに見えますが、本人が話したい気持ちが十分にあるため、話しの内容に注目してみてください。本人の話では、クラス内の子には理解があるようですが、6年□組、△組の友だちは、〇〇くんの話し方をみて、笑われることがたびたびあり、本人の話す意欲が低下してきています。6年□組、△組の先生から、そのクラスの児童に〇〇くんの話し方のことを伝え、笑わないようにお願いしてほしいとのことです。

　普段の授業中では手を挙げますが、授業参観日の時は、吃音が出たら笑われるかもしれないと消極的になっています。授業参観日の時、本人が発表できるかどうか目をかけていただけると助かります。

　6年生は3月の卒業式が一番不安に感じます。セリフなどの配慮もよろしくお願い申し上げます。

<small>小学6年生</small>

## ── 吃音ドクターの臨床 tips ──

　小学校高学年となると、親離れをしようと、今までオープンにしていなかった吃音の話題をすることがさらに難しくなる場合もあります。吃音の若者の集まりへの参加もよいですが、家族ではない他人として吃音の話ができるようになることも、専門家の役割の1つといえます。

## 保護者の理解

　小学6年生の男の子。友だちから「なぜ同じことばを何度も言うの？」と尋ねられることや、喧嘩した際に「ごめんなさい」と言いたくても「ご」が出てこないという経験は彼にとって深いショックとなっています。また、学校での発表時に最初のことばが出ず、話を飛ばされた経験も彼の自信を損なっています。一方で、親は子どもがことばをしゃべり始めたころから吃音に気づいていましたが、他の子どもたちから指摘されている場面には遭遇していませんでした。親としてはもっと早く気にするべきだったかもしれないと反省する一方で、吃音を個性の1つと捉えていたため、本人が吃音を気にしていると知った時には驚いたそうです。何より吃音が自然に軽減するものではないと考え、親が心配をすることなく、積極的に調べたり対処したりすることはしてきませんでした。

**菊池**：「吃音を個性と捉えていたので、本人が気にしていることに驚きました」と親御さんは思っていたようです。大人が"個性"ということばを使ったとしても、吃音のある子どもが経験する嫌な体験は減らないでしょう。"個性"は合理的配慮とつながらないことばだと思います。この子どもは不登校に陥っており、その原因の1つが吃音であることを本人から相談されたため、吃音外来につながりました。

**新人**：学校までは行けるけど、教室に入るのが怖いのですね。

**菊池**：教室に入ると発表をさせられるのではないか、頭痛が生じたらどうしようか、と色々と不安になってしまうとのことでした。しかし、発表を当てないこと、友だちから質問されないようにすること、頭痛が生じた時の対応などを先生に伝えました。本人と話し合いながら作成した診断書を先生へ渡した後に、教室に入れる回数は増えましたが、長い時間教室にいることは、体調的にもまだ難しいようですね。

**新人**：吃音＋αがあり、支援は難しそうですね。

**菊池**：本人と話していて、何を変えられるか、何に挑戦したいかを話し合い、無理させすぎない程度に、支援を継続する忍耐も支援者には必要です。「学校に行きたくない」と思うことがないように予防が大切となります。

**「吃音が出ることでクラスに迷惑をかけてしまう」と自責の念**を感じ
ていますが、教室で皆と一緒に授業を受けてみたいとのことです。そ
こで3点の配慮をお願いします。**①授業に出る代わりに、発表を当て
ない。**②保健室に行くことを伝えやすいように、**席を前の廊下側**とす
る。③教室に〇〇くんが上がってきても、「なぜ欠席していたのか？」
の質問をしないように、クラス内で周知する。

　現在、30分ほど登校していますが、それらを配慮する旨を本人と話
し合うこと、合理的配慮を行うことを検討していただけたら幸いです。

## 吃音ドクターの臨床 tips

　私は「吃音＝個性」ということばは使わないです。「個性」は、よくいえ
ば、「ありのままを認める」ことばですが、別の面から見ると「思考停止」な
ことばといえます。吃音は「合理的配慮の対象」であるからこそ、吃音のある
子が自分で吃音を語る力をつけることが大事だと思います。

小学6年生

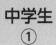
## 日直で話せない

　中学1年生の男子。日直として朝の会の司会を務めた際にうまく話せませんでした。また友だちとの会話で言いたいことが言えない経験をしています。親は息子が中学生になり、自身の吃音を強く意識し始めたことを感じています。家族内でも問題を抱え、3歳年上の姉が中学時代に不登校になり、家庭で荒れたことがありました。さらに、親自身も姉の問題によって心に余裕がない状態が続き、息子から「声が出しにくい」と初めて相談された時には適切に対応できていなかったかもしれません。息子はクラスメートに吃音を隠したい様子を見せており、友だちや先輩からも指摘されている状況です。

**菊池**：「なおしたい。日直として朝の会の司会で、うまくしゃべれなかった。友だちと話している時、言いたいことが言えなかった」と本人が問診票に記載していました。問診票の書かれていない行間を想像力をもちながら読み解く必要があります。友だちと話している時に、言いたいことを言えないのは、吃音の無理解があるのではないかと、はじめに尋ねてみました。

**新人**：①真似、②指摘、③笑い、を受けたかどうかですね。

**菊池**：その3つを確認すると、真似や「なんで、そんな話し方するの？」という質問を聞かれていました。それに対して無視していましたが、そのようなことがあるたびに嫌な気持ちになっていたようです。真似、指摘、笑いを受けた時の対処法や予防法を小学生から知らなかったので、クラス替えのたびに友だち関係にストレスを感じていたとのことでした。

**新人**：日直でも困っていたのですね。

**菊池**：中学では授業の始めと終わりの号令は、学級委員が行いますが、朝の会などは、日直が前に出て話さなければならないので苦痛になっているのでしょう。音読や発表会といった注目される場面で、不安が強くなり、身体症状としても、動悸、発汗、ふるえが生じているのは、吃音の二次障害である社交不安症を併発しているからでしょう。姉が不登校の場合、下の子も不登校になりやすいので、不登校に陥らないようにこまめにフォローしていかなければなりません。

**新人**：中学校に渡す診断書には、何を記載したのでしょうか？

菊池：吃音で困っている場面の記載、真似・指摘を受けると学校に行きたくない気持ちが生じている本人の気持ちを代弁し、からかいの対処、合理的配慮をお願いする診断書を作成しました。

## 【診断書】

一見、流暢に話しますが、吃音がわからないようにかなり努力をしています。ただ時々、最初のことばがつまったりします。中学1年生では、**日直の朝の会の司会や、発表会、音読に困っていました**。また、**同級生に真似されたり、「なんで、そんな話し方するの？」と質問**されたりしても無視していたために、同級生にも〇〇くんに吃音があることが伝わっていないようです。**話し方の真似をされた次の日や、日直、発表会のある日は学校休みたいという気持ちになる**そうです。本人はあまり自己主張しませんが、本人・保護者の要望がありましたら、からかいの対処および合理的配慮をよろしくお願いいたします。常日頃の生徒のご指導おつかれさまです。

中学生

### ─ 吃音ドクターの臨床 tips ─

中学生と話す時は、小学生と同じく、吃音へのからかいの有無、音読、発表、号令、部活などを聞きます。中学生は教科ごとに先生が異なりますが、音読で困るのは、国語、英語、社会が多いです。体育の号令でも困っていることが多いので、注意して聞いています。

## バカにされたからなおしたい

　中学2年生の女子。過去に吃音によってからかわれた経験から、吃音をなおしたいと願っています。小学校時代にクラスメートに話し方を真似されて悲しんだり、大きな声で返事ができずに怒られたり、先生に「赤ちゃんですか？」とバカにされたりと、辛い経験が重なっています。特に小学4年生の時には、自分一人では上手に読めないと感じ、隣の子に一緒に読んでほしいと頼んだところを先生に怒られ、「廊下に立っとけ」と言われたことがトラウマになっているようです。娘が中学校へ行くことを拒否することが多くなり、学校の先生方には何度も状況を伝えてきたにもかかわらず、授業中に悲しい思いをすることがあったと聞き、親も悲しい気持ちになったようです。小学校のころには、娘がいじめられていることに気付いてあげられなかったことを深く後悔しています。

**菊池**：小学1年生から小学4年生の時に、クラスメートに話し方を真似されて悲しかった、と問診票に書かれています。真似の予防も大切なのですが、小学4年生の時の担任の先生の吃音に対する無理解が、本人の中ではつらい記憶となっています。

**新人**：本人の辛い記憶を事前に紙に書きだしてもらうと、「なおしたい」気持ちの背景がわかりますね。

**菊池**：「すぐに声が出なかった時、『赤ちゃんですか？』とバカにされたこと」「隣の子に一緒に読んでほしいとお願いしたら、先生に『廊下に立っとけ』と怒られたこと」と常識では考えられないような対応をする先生に会ったことが今でも記憶に残っているとのことです。吃音のある子は、1年1年が勝負であり、先生も含め吃音を真剣に理解していただかないと、自分を責めるような思考回路に陥ってしまいます。

**新人**：中学生になってから来院したのは、また、新たな問題が生じていたからですね。

**菊池**：クラスに笑う生徒がいて、「発表しない方がいいよ」と否定的なことを言われ、嫌な気持ちになっていたのでしょう。吃音のある子の味方となる存在をクラスに作っていけるかがこの問題の解決する糸口となるかもしれません。

笑っている生徒を見ている傍観者の生徒がいるはずです。吃音のある子は笑われると嫌な思いをします。傍観者は笑われる状況を見たら、代わりに制止してくれることが、吃音のある子の味方（Ally：アライ）となるのです。

**新人**：学校側に診断書はどう作成されたのでしょうか？

**菊池**：特定の生徒からの嫌な体験を受け、本人が反抗するけど、その人は理解してくれない。吃音の誤解を当事者同士で解決できそうにもありませんので、先生が吃音のある生徒に味方をしてほしい旨を記載しました。やはり、中高校生になってから吃音の理解を促すより、小学生のころから、吃音のある人がいること、その人の話の聞き方や尊重することの教育の必要性を感じています。

## 【診断書】

5月6日または7日の国語の授業の発表で、吃音は出なかったのですが、クラス内で笑う生徒がいました。〇〇さんが「なんで笑うの？」→□□さん「発音がおかしい」→〇〇さんが「ならば、発表しない方がいいの？」→□□さん「発表しない方がいいよ」と否定的なことを言われたことがありました。

生徒間での問題は常にあるとは思いますが、〇〇さんが2年生になり、自ら発表する気持ちをもち始めていますので、支援していただけると幸いです。

中学生

### 吃音ドクターの臨床 tips

専門職の方から、「吃音に対して何をしたらいいのか？」と質問いただくことがあります。私は相談に来られた方の初診時の問診票（巻末資料参照）をとても重視しています。相談者の一番の関心事に対して、十分に話し合うことが、相談者の満足度を上げると思い、必ずその話題をしています。

## トラウマが頭から離れない

　高校3年生の男子。幼稚園から中学校にかけてのいじめやからかい、物を取られる、避けられる、蹴られるといった経験が彼の心に深い傷を残しています。高校では特にそうした出来事はないものの、過去の出来事がトラウマとなっており、学校に行きたくても体が動かない状況に陥っています。以前は息子が吃音と上手く付き合っていると思っていましたが、息子の苦しみをもっと早く理解し、必要なサポートを受けさせるべきだったと親は後悔しています。出席日数の問題もあり、リハビリやサポートを受けることが可能かどうか、親は心配している状態です。

菊池：幼児期、小中学校と、吃音をいじられたり、真似されていじめられていました。さらにエスカレートして、物を取られたり、蹴られたりしていました。身体的ないじめの前に、真似されるなどの出来事があったようですが、予防ができていませんでした。

新人：今まで、親子でオープンに会話ができていなかったのですね。

菊池：不登校というどうしても本人が学校にいけなくなった段階で、本人から吃音のことを言われて、受診につながりました。まずは心配している発表の免除を先生にお願いしました。

新人：過去の出来事がトラウマになって頭から離れない、と苦しんでいますね。

菊池：吃音のことで来院されましたが、過去のトラウマの治療は精神科の力も借りなければなりません。本人がこれ以上学校を休めないと言われていますので、当科で話を聞きながら、フォローしています。

新人：吃音外来で、できることは限られますね。

菊池：高校生で不登校の子が来るたびに、もっと早く支援につながっていれば、と思いますが、過去は変えられないため、今できることを、本人・親御さんと話し合いながら支援しています。学校への診断書としては、吃音だけではなく社交不安症の悩みがあることを記載しています。不登校の対処として、全教科の発表の免除をお願いする記載をしました。

## 【診断書】

　高校1年生のころから、不登校が多かったと聞いています。ただ、本人に事情を聞くと、**授業中の発表が当たると思うと吃音が出てうまく話せないかもしれない、という不安が強く、身体症状にも過剰な自律神経の症状（動悸、ふるえ、嘔気など）**が出ます。吃音症の二次障害として、社交不安症を併発しており、まずは安心して登校し、授業に参加することが大切だと思います。そのため、**全授業の先生から、〇〇くんには発表を当てないということを周知していただく**のがよいと思います。

### 吃音ドクターの臨床 tips

　不登校の一番多い原因として、無気力と不安であることが文部科学省から報告されています。社交不安症の予防だけではなく、吃音のある生徒が無気力にならないように対策も考えていく必要があります。吃音で嫌な思いを積み重ねないためのリスクマネジメントの方針は重要です。

高校生

## 不登校になってしまった

　高校 1 年生の男子。彼は小学 3 年生の時に卒業式の練習中に吃音のために代表を外され、この時に初めて自分が吃音であることを意識しました。また、中学 1 年生の時に社会科の授業で「機械工業」のことばが発せられず、先生に不機嫌にされたり、クラスメートに睨まれたりするなどの経験をし、不登校になりました。中学 3 年になると完全に登校できなくなりました。中学 1 年生で「吃音がなおらないと学校に行かない」と宣言して以来、親は県内の病院で言語療法とカウンセリングを受けさせていますが、顕著な変化は見られません。どうすれば子どもを学校に行かせることができるのか、そしてどうすれば社会に出ていく勇気をもたせることができるのか、親は悩んでいます。

菊池：「吃音がなおらないと学校に行かない」という本人の発言から、近くの病院受診を決めた高校 1 年生。中学 1 年生から中学 3 年生まで不登校、高校に進学しても不登校が続いています。親御さんが、『ボクは吃音ドクターです。』（毎日新聞社）を本人に読ませると、「僕の言いたいことが全て書いてある」と私に興味を示したため、遠方から当院を受診することになったようです。

新人：「吃音がなおらないと学校に行かない」という訳ですから、小学生の時からつらい体験を経験したのでしょうか？

菊池：真似や指摘などは、小学 3、5、6 年で継続的に受けていたが、助けてくれる人、理解してくれる人がいなかったということです。小学 3 年生の時の卒業式の練習で、吃音が原因で卒業生に送る言葉を言う 3 年生の代表を落とされたことが本人の記憶に強く残っているようです。また、先生の誤った吃音知識による、たくさん話させて吃音をなおそうとする行為も、本人にとっては苦痛だったのでしょう。

新人：中学生からの不登校は、予防できた可能性はあるのでしょうか？

菊池：不登校を予防できたかどうかははっきりと言えませんが、私が小学生からフォローしている子が中学生になっている姿を見ると、やはり小学生からリスクマネジメントをして、吃音をオープンにしている子の方がうまくいっているように思えます。

新人：学校への診断書はどう記載されたのでしょうか？

菊池：吃音は幼少時からの嫌な体験の積み重ねがあったこと、そして、配慮とし
て、英語の授業の配慮が必要なことを本人と話し合い記載しました。

【診断書】

　吃音症のため、小学校からからかい・いじめ（真似される、指摘さ
れる、笑われる）ことを小学中学年、高学年に繰り返し受けています。
守ってくれる人はいなかったので、1人で悩み、自己否定感から不登校
という形になっていました。吃音症の思春期の典型的な姿となってい
ます。〇〇くんへの配慮は、母親と先生だけではなく、本人も含めて
決定していただけるとありがたいです。例えば、グループワークの配
慮は、全教科ではなく英語のみを希望されています。

## 吃音ドクターの臨床 tips

　中高校生に、『ボクは吃音ドクターです。』（毎日新聞社）を読んで、「ボクの
言いたいことがすべて載っている」と、吃音外来に来る人は多いです。現在、
紙の書籍は絶版しましたが、電子版で読むことができますので、吃音のある中
高校生に勧めてもいいでしょう。

高校生

## 精神障害者保健福祉手帳

短期大学生の女子。小学1年生のころから自身の吃音に悩まされてきました。出席確認で「はい」と言えずに先生に怒られたり、友だちにからかわれたりする経験は彼女に深い心の傷を残しました。中学時代には、吃音が原因でいじめに遭い、中学2年生のころからは不登校になりました。この時期から吃音に対する憎しみが増し、自殺を考えるほどの苦しみを抱えるようになりました。さらに家族の中で自分だけが吃音をもっており、何年にもわたって母親に「何で私だけなの」と当たり続けています。短大生になって自己紹介の機会が増え、吃音が出にくいように文章を何度も書き換えたり練習を重ねたりしても、実際に先生の前で話す時には何も言えないことが彼女を苦しめています。将来に対する不安が彼女を押しつぶしそうになっており、吃音との闘いは彼女の日常生活のあらゆる面で影を落としています。

菊池：出席をとる時に、「はい」の「は」がどうしても言えないため、返事をすることができず、先生にも怒られ、友だちにもバカにされていました、という文章を見るだけで、先生からも友だちからも吃音を理解されていないことがわかります。小学1年生のころなので、もしかしたら、場面緘黙の症状があったのかもしれません。3人兄弟の末っ子なので、親は本人への配慮まで行き届いていなかったと思われます。

新人：中学生で不登校になったのですね。

菊池：そうですね。不登校となり、精神科に通っていました。初診時の本人が気にしていることの1つは卒業発表。吃音があるために、時間内での発表ができるか心配だったので、録音動画を使えるような配慮の内容を診断書に記載しました。

新人：将来、就職に関しても不安があるみたいですね。

菊池：就職活動も、自分の名前すら言うことが難しい状態でしたが、頑張ろうという意思は見られました。そのため、かかりつけの精神科の先生にお願いして、精神障害者保健福祉手帳を取得して、障害者枠での就労を考えたらどうかと提案しました。ちょうど、精神障害者保健福祉手帳も障害者枠としての就職活動ができるようになったタイミングでした。

新人：障害者枠での就労の選択肢もあるのですね。

菊池：彼女は手帳を取得し、自ら障害者枠の合同説明会に参加し、金融関係の企業から正社員で内定をもらいました。仕事でも配慮がされているようで、長く働けています。

新人：吃音のある人との作戦会議を行うのが、吃音外来なのですね。

### 【診断書】

　〇〇さんの吃音は中等度で、当院に継続して通院する必要があります。現在、〇〇先生のゼミに所属していますが、**卒論発表の際に、あらかじめパワーポイントスライドに、音声を吹き込んで発表できる合理的配慮**をお願いします。また、就職に関してですが、吃音症は、**精神障害者保健福祉手帳（発達障害者支援法に基づいて）を取得できます**ので、**障害者枠で雇用を促進**したいと思います。また吃音症は電話が最も苦手ですので、ご理解いただけたら幸いです。

### 吃音ドクターの臨床 tips

　私が精神障害者保健福祉手帳の取得を勧めるのは、重い吃音がある場合と、公務員試験を受験したいと考えている人です。逆に、国家資格を取る人の場合、その資格の価値の希少性により、就職口を見つけられる人が多いため、私から手帳を勧めることは少ないです。

大学等

# 国家試験

　専門学生の男子。高校時代の発表の時間には、話すことの恐怖から仮病を使い休んだことがあり、野球部にいた時も、「本当はこうしたい」という意見をチームメートに伝えることができず、チームがうまく機能しなかったことを悔やんでいます。何より、ことばがスムーズに出ないことで、行動や言動が控えめになり、それが非常に悔しいようです。現在、日中は整骨院で働き、夜は柔道整復師の学校で勉強するという忙しい生活を送りながら、吃音による困難に直面しています。実技テストでうまくいかなかった時、「死にたいほど辛い」と母親に打ち明けてきました。静かな環境での問診や包帯を巻くテストではことばが出ず、時間内に終えることができなかったそうです。緊張すると吃音が悪化するため、先生に吃音症かもしれないと指摘され、「はい」と答えたと言います。学校では吃音症がテストの不合格理由にはならないものの、国家試験においては学校のテストのようには融通が利かないと告げられたとのことです。

**菊池**：柔道整復師の専門学校の学生さんです。高校の発表の時間が嫌で、仮病を使って学校を休んだことがあるくらい発表には苦手意識があります。柔道整復師の学校の実技試験で合格できないのではないかと悲嘆して、「死にたいくらい辛い」と親に伝え、吃音外来を受診しました。実技試験は5分の時間制限があります。

**新人**：5分という時間制限があると、吃音のある人はハードルが高くなりますよね。

**菊池**：時間制限があるから困っているのです。担任の先生から、「国家試験では融通が利かない」と言われると、さらに絶望的になってしまいます。しかし、2016年から「障害者差別解消法」が施行され、合理的配慮ということばが広まり、「柔道整復師国家試験」を調べてみると、「受験に伴う配慮」の項目があり、音声機能又は言語機能に障害を有する者は申し出たら、配慮を講ずることがあると書いてあることを見つけました。

**新人**：配慮申請をしたのですか？

**菊池**：私は公益財団法人柔道整復研修試験財団とその専門学校に、吃音症があるため、配慮してほしいと診断書を書いたところ、5分の時間制限が7分に延

長されました。このような配慮のある中、無事実技試験を合格できました。本人はとても喜び、自分に自信がついたと言っていました。吃音者が変わるのではなく、聞き手、社会が変わることが有用であると感じた一例です。

【診断書】

　彼には幼いころから吃音症があり、現在も緊張した場面で吃音が多くなります。言語及び音声に障害があり、**「柔道整復師国家試験」**での**実技試験の受験上の配慮**を望みます。

## 吃音ドクターの臨床 tips

　国家試験の実技試験の配慮申請について、私はこの柔道整復師の方しか経験はありません。しかし、どの実技試験であっても時間制限のある場合は、配慮申請を考えてもよいと思います。例えば、介護福祉士での実技試験は 5 分という時間制限があります。

大学等

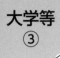

## 授業でのプレゼンテーション

大学生の女子。大学生活でのプレゼンテーションの機会が増えるにつれて、吃音が自分の中でより大きな存在になってきました。就職活動や実際の仕事が始まった時に、吃音のせいで失敗するのではないかという不安が常にあります。今まで大きな失敗をしたわけではありませんが、自分の言いたいことが相手に伝わらないのはとても悲しいです。一方で、親は娘の吃音を特に問題視していませんが、本人はこの吃音をどうにかなおしたいと願っています。

菊池：問診票に書かれている「本人は吃音をなおしたいと思っている様子ですが、親は問題視していません」ということばには驚いてしまいます。

新人：親は、子どもの吃音に気づいていないのでしょうか。

菊池：親の前で吃音を出していないか、難発の吃音を親が知らないか、という理由が考えられます。または、親が子どもの吃音を認めたくない理由があるのかもしれません。親に相談できず本人が困って来院したので、具体的な話を聞きました。すると、パワーポイントを使った大学のプレゼンテーションで、吃音が出てしまうことの不安について話してくれました。

新人：家で吃音が出ることが問題ではなく、大学で吃音が出ることを恐れているのですね。

菊池：一見、簡単な会話をする時に吃音が出ない大学生は多いです。言えないことばを言いやすいことばに言い換えていることがあるので、吃音があるようには見えないのでしょう。そのような状況の中で、プレゼンテーションの本番を吃音が出ることなく、時間内に終えたいという場合は、事前録画を許可してもらうという方法もあるでしょう。診断書には、事前に録画したものをプレゼンテーションとして流す配慮を記載しました。

新人：プレゼンテーションは、マイクを通して発表することが多いので、事前録画でも音声は同じ程度に聞こえ、違和感が少ないのかもしれません。

菊池：2020年からのコロナ禍で、Zoomでプレゼンテーションをする機会も多くなり、事前録画を流すことは増えていますので、当日の不安解消のために、事前録画を勧めています。学会発表でも事前録画を使っている方は多くなりました。

## 【診断書】

　一見、流暢に話せていますが、**吃音を生じないように努力をしていますので吃音症と診断**いたしました。大学の授業では、プレゼンテーションをする機会があり、発表する場に対して、不安と恐怖心を抱いています。**後期の授業、3年生での授業でのプレゼンテーションも心配**であり、合理的配慮の検討をお願いします。具体的には、吃音があるために、授業中の発表時に、数秒、話し始めるまでに時間がかかる学生がいることを各先生に知らせる、**本人が希望すれば、事前にプレゼンテーションを録画したものを当日に流す**、などです。

---

### ── 吃音ドクターの臨床 tips ──

　2016年以降、大学に吃音の配慮を伝えやすくなりました。出席確認、発表、グループ活動などでの配慮申請は可能です。「医師の診断書」が必要と言われても、「専門家（言語聴覚士など）の意見書」や「高校の時の支援内容の引継ぎ」でも診断書の代わりとして認められます。

大学等

## アルバイト

　大学生の男子。中学生の終わりごろから友だちと話している時にことばがつまったり、同じ単語を繰り返したりすることがありましたが、それに対してはあまり気にしていませんでした。しかし、大学生になり、アルバイトを始めてから、吃音が増え、それを上司や同僚に指摘されることでプレッシャーを感じ、状況は悪化していきました。特にお客さんの前でことばが出ない時は非常に落ち込みました。ことばがスムーズに出る時とまったく出ない時があり、どう対処していいかわからなくなることもあります。

菊池：中学生から吃音が始まったけれども、大学生になり、アルバイトを始めてから吃音に困りだした方です。本人は吃音が出ても、このアルバイトを続けたいと思っています。具体的に、どのような場面で困っているのかを聞きました。

新人：吃音があっても、アルバイトに挑戦することはよいことですよね。洋服店でのアルバイトということですが、どのような場面で困っていたのでしょうか？

菊池：接客やレジ対応は吃音が出ても頑張れるとのことでした。しかし、電話対応やマイク放送は吃音者にとってハードルが高いため、その仕事を免除してほしいとのことで、診断書で要望を伝えました。

新人：アルバイト先は、どのような反応だったのでしょうか？

菊池：病院からの診断書だったことも影響し、配慮をされたことで、アルバイトが続けられています。

新人：中学生から吃音が始まったようですが、通常は幼児期が多いのではないでしょうか？

菊池：実際、吃音が始まって何年かして来院されるために、本当に小学生の時に吃音がなかったのかどうかは不明です。幼児期に吃音があって、小学生の時は吃音がなかったけれど、中学生になって始まった、という話も聞きます。大切なのは、吃音があることを否定せずに、限られた範囲の中でこれからどのような支援ができるかを一緒に考えることだと思います。

## 【診断書】

　現在、アルバイトで働いていますが、**電話**（はい、お電話ありがとうございます。〇〇店です）、**マイク放送**（お忘れ物がございました。**お心あたりのあるお客様は、レジカウンターまでお越しください）、レジ対応、接客対応などで吃音が出る**ことを気にされていますが、流暢に話せる時も多いです。吃音症は、過度の緊張や自信のない時に出ることが多いです。**本人との話から、電話対応、マイク放送が一番困難なために、その2つを免除していただき、それらが必要な場合には、他勤務者に代役していただけると助かります。それ以外のレジや接客については、今まで通りに働きたい**とのことです。

---

## 吃音ドクターの臨床 tips

　大学生にはアルバイトの面接を受けるように勧めています。アルバイトで経験したほうが、初めての就職で面接となるよりも、緊張の度合いが軽減されます。学生時代のアルバイトで働いた経験は、吃音があっても社会の一員として働いた1つの証拠となり、就職先にアピールできます。

大学等

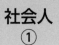

## 電話

　社会人の男性。自分の名前を尋ねられた時にことばが出てこず、混乱し緊張することがあります。どもる時の相手の反応が怖く、特に電話の場面ではその恐怖が増大します。このような状況は、人と話すこと自体が嫌になる原因となります。吃音が原因で仕事に支障をきたし、それが失敗につながって上司から叱責されると、自己嫌悪に陥ることもしばしばです。

菊池：成人の吃音者が一番困ることは、電話です。この方も、特に電話が怖い、と問診票に書かれており、社会人と電話は切っても切れない関係となっています。

新人：なぜ、成人吃音者は電話が苦手なのですか？

菊池：電話口の相手が吃音のある人であるということがわからないために、話し始めに時間がかかる難発性吃音が出てしまうと、急かすような口調で対応されてしまうことがよくあります。連発であっても、吃音を理解していない人から、心無いことばを浴びせられることによって嫌な体験が積み重なり、苦手となってしまうのです。また、自分の名前を言うことが元々苦手なために、電話口でも自分の名前が言えないので困ってしまうのです。

新人：なんで、自分の名前が言えない人が吃音者に多いのですか？

菊池：それは、言いやすいことばと言いづらいことばを瞬時に判断し、言いづらいことばを言いやすいことばに言い換える癖があるからではないでしょうか。ことばを言い換える癖があると、言い換えられない自分の名前を言う時に困ることになります。

新人：言い換えられないことば＝自分の名前、という訳なのですね。

菊池：そうです。どもりたくない、だけど、話さないといけない、と相反する気持ちが苦しいのです。

新人：会社へは診断書でお願いできるのですか？

菊池：吃音の調子は予測できないものです。調子が良い時は配慮は不要だとは思いますが、調子が悪い時に、叱責されることを防ぎたいです。そのため、「調子が悪い時は電話をあまり取らなくてもよいこと」「発言に時間かかっても寛容な態度を取っていただくこと」などの配慮を、診断書でお願いすること

により、吃音のある人の不安を軽減することができます。

【診断書】

　吃音症は普段の会話ではことばを言い換えたりして、流暢に話していますが、電話や訪問者の紹介をする時に、ことばがうまく言えない症状が出てきます。特に、自分の名前や、固有名詞が言いづらいことです。本人はできる限り会社の一員として応対したいとは思っていますが、**調子が悪い時などは電話をあまり取らなくてもよいことや、発言に時間かかっても寛容な態度で接していただける**と幸いです。

## 吃音ドクターの臨床 tips

　電話が苦手な吃音者は多いです。ただ経験を積めば、うまく電話ができる回数が増える可能性があります。最初に自分の名前だけをどうしても言わなければならない場合、ボイスレコーダーで録音した自分の声を再生して工夫している人もいます。

社会人

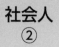
## 人前で話す恐怖

　30代の男性。小学生のころに、音読で吃音が出てしまい、言い知れぬ恥ずかしさを伴い、今もその記憶が心を重くすることがあります。20代の時に配達のアルバイトをしていた際、先輩との電話でうまく話せずに厳しく叱られた経験は、今でも大きなトラウマとなっています。そして現在も、会社の研修などで人前に立って話す際に感じる恐怖に困っています。

菊池：成人吃音者が困っている場面として、電話の次に多いのが、決まりきったセリフを言う場面です。「朝の安全唱和や社内研修での音読」で吃音が出てしまうと、怒られるのではないかと不安になったり、怒られなかったとしても、言えない自分が悪いと自分を責めてしまったりする方のようです。

新人：朝の安全唱和などは、決まっている文字を見て、ただ声に出せばいいと簡単にできることと思いがちなのですが、吃音の方は苦手に感じる人がいるのですね。

菊池：幼いころからの授業中の音読の嫌なイメージを抱えたまま成人になると、社会人で苦労してしまうことが多いです。ただ、会社で吃音をオープンにできている人の場合は、周囲が笑ったりしなければ、安全唱和は困らないようになります。また、2人で言う、という配慮があるだけで、安全唱和の苦手な吃音者への簡単な支援となるでしょう。

新人：バイトでどなられてしまったことも、自信をなくすきっかけとなっていますよね。

菊池：電話でうまく話せない人がいた時に、「吃音のある人かもしれない」と一瞬でも想像するだけで、吃音者は救われると思います。吃音者が全て、「私は吃音があるのですが」と言えればいいのですが、その勇気が出ずに、自己反省してしまう人の存在を知ってほしいです。電話対応で、どなる人が減ることにもつながります。

新人：診断書でお願いできることはありますか？

菊池：目立たないかもしれないですが吃音があること、苦手な安全唱和の配慮を伝える内容を診断書で記載しました。

## 【診断書】

　普段の会話ではあまり吃音は出ませんが、**朝の安全唱和や社内研修での音読では、吃音が出てしまい**、時間がかかりすぎてみんなを待たせないか、**早く言わないと怒られるのではないか**、との心配があるそうです。吃音症は、普段は流暢に話せますが、緊張した場面で、ことばがつまってなかなか出なくなるものです。**10日に1度回ってくる朝の安全唱和を免除するか、1人ではなく2人で読むように配慮するかのご検討**をお願いします。今後とも当院に通院します。何卒よろしくお願いします。

---

### 吃音ドクターの臨床 tips

　私は吃音のある人に薬を使うことはほとんどありませんが、1つだけ使う薬があります。プロプラノロールという交感神経を抑制する薬です。眠くなる作用はなく、動悸やふるえのみを抑える薬と説明し、緊張する場面で使って効果のある場合があります。

社会人

## 練習してもなおらない

20代の男性。仲の良い友人の前で声が出なくなる経験や、会社での発表の練習中に声が出ず、余計な練習を強いられることが大きなストレスとなっています。練習を重ねても状況が改善されないために、一層の苦痛を伴います。また、挨拶が返せないために注意されたり、わかっていても声に出せないので、わかってないと勘違いされたりするために、吃音があることをカミングアウトすることにしました。しかし、普段はよくしゃべるので、声が出ない状況を想像することが難しいと友人に言われたため、吃音を理解してもらうことの難しさを痛感しています。吃音のなおし方を教えてほしいです。

**菊池**：「声が出ないことがあるので、会社で発表の練習を余計にさせられるが、練習すればするだけ出ない」ことに困って来院しました。「普段はよくしゃべるので、声が出ない状況があることが想像つかない」と言われるくらい、流暢に話せる方です。成人吃音者で、簡単な会話では吃音が出ないけど、それは、吃音を出さない努力の結果であることが多いです。

**新人**：たまに出る吃音を 0 にしたいということですね。吃音が見えない人の診療は難しいのでしょうか。

**菊池**：一見、流暢に話せている人には、「言いづらいことばを教えてください」と聞いています。すると、号令、自分の名前、挨拶の時に、そのことばを言うと難発性の吃音が出て、本当に吃音があることを確認できます。

**新人**：言いにくいことばを確認することが大切なのですね。一見、流暢に話していると、全てのことばが言えるのかと勘違いしてしまいますね。

**菊池**：やはり、本人が「言えない」と思っている苦手なことばを練習することが必要だと思います。「言えない」と思い込んでいることばを、言語療法によってスラスラ言えるように体感してもらいたいです。「いつも使えるとは限らないけれど、吃音はこんなメカニズムがあるんだ」と理解することで、「吃音が怖い」という感覚が軽減していくと思います。

**新人**：本人に対する説明とともに、会社への配慮の診断書を提出されましたか？

**菊池**：やはり、会社の方の吃音への理解、配慮が必要なので、診断書を記載しました。苦手なことばと苦手な場面とその対応について記載しています。Web会議は、チャットを併用しても良いのではないでしょうか。

- - - - - - - - - - - - - - - -

　一見、流暢に話せていますが、苦手なことばを言いやすいことばに言い換えたりしていて、目立たないようにコミュニケーションしています。実際、**苦手なことばを聞くと、号令（気をつけ、起立）、自分の名前、ご安全に、おつかれさま、おはようございます、などがあり、そのことばを言う際に、最初のことばが数秒出ない難発性の吃音**があります。

　吃音が出にくい発声練習として、メトロノーム、指折り法、引き伸ばし、などを教えましたが、全ての場面で吃音を出さないことは難しいです。そこで、**職場で苦手意識を感じている、朝会、昼会、Web 会議などで配慮をしていただければと思います。朝会・昼会での予定の発言は、メモを見ながら言うようにしますが、言えない場合は、メモを見せて他の方に代読していただき、Web 会議では、発言をチャットに記載しながら発言を許可**していただければと思います。よろしくお願いいたします。

---

## ── 吃音ドクターの臨床 tips ──

　50% の成人吃音者が社交不安症を併発します。また、社交不安症の 20%にはうつ病を併発することがあります。吃音を主訴として来院したにもかかわらず、流暢に話しているから心配ない、と突き放すのではなく、社交不安症やうつ病の併発を考えながら支援する姿勢が大切です。

社会人

# 巻末資料

# 吃音の相談の方へ（初診）

氏名 _____

１．来院しようと思ったきっかけは何ですか？


２．問診を効率よくするために、吃音が始まって色々なことがあったかとは思いますが、どのような出来事があったか、記載していただけると嬉しいです（ショックだったこと、人に言われたこと、困ったこと、後悔していること、など）。記載して、持参している方は、空欄で構いません。


３．本日の診察で尋ねてみたいことがあれば、記載してください。


４．菊池医師が執筆した本を読んだことがありますか？　　　　　　　　　　（　はい　　いいえ　）
子どもの吃音ママ応援 BOOK、吃音の世界、きつおんガール、エビデンスに基づいた吃音支援入門
吃音のことがよくわかる本、吃音 Q & A、吃音のある子どもと家族の支援


５．あなたの中で、吃音の悩みは何番目の悩みですか？　　　　番目


保育園・幼稚園名：　　　　　　　　　　　　高校名：
小学校名：　　　　　　　　　　　　　　　　大学、専門学校名：
中学校名：　　　　　　　　　　　　　　　　会社名：

# 吃音の相談の方へ（再診）

氏名 _____

1．前回受診後、頑張ったこと、気持ちの変化、うまくいかなかったこと、ショックだったこと、など、報告すべきことを記載してください。

2．本日の診察で尋ねてみたいことがあれば、記載してください。

# 幼稚園・保育園の先生へ

　吃音（きつおん：どもり）は、2〜5歳の100人のうちの5人（20人に1人）の割合で発症しますが、その約4割は3歳時健診以降に始まります。そのため、幼稚園・保育園の先生が相談される割合が多いでしょう。発症して、3年で男児は約6割、女児は約8割自然回復すると言われます。小学校入学時には、100人に1人の割合と吃音症は減少しますが、からかい・いじめ防止のために、園から小学校の先生に吃音があることを申し送る必要があります。2016年から「障害者差別解消法」が施行されました。吃音症は言語障害、発達障害に含まれ、その対象疾患です。吃音は歌や2人で同じ言葉を言う時に、吃音が消失するために、発話のタイミング障害とも言えます。「基礎的環境整備」と「合理的配慮」について、以下に示します。

| 基礎的環境整備（園と保護者の共通理解） | 原因 | ・園の関わり、ストレスが、吃音の発症の原因とはなりません。<br>・親の育児方法（しつけ）、愛情不足が発症の原因ではありません。<br>・吃音は急に（1〜3日）で発症するパターンが一番多いです。<br>・吃音になりやすい体質の子が発症します。 |
| --- | --- | --- |
| | 治療 | ・確立された治療法はありません。男児より女児が自然回復しやすい。 |
| | 対応 | ①吃音のからかいをやめさせます（真似、指摘、笑い）。<br>②話し方のアドバイス（ゆっくり、落ち着いて、深呼吸してなど）はしません。<br>③話すのに時間かかっても待ちます（園児は話したい意欲があるため）。<br>④親のケアも必要です。ネットの情報は、さまざまな情報が混在しており、親は罪悪感をもってしまうためです。<br>⑤必要があれば、言語聴覚士または臨床心理士等に相談します。 |
| 合理的配慮の例 | 劇・発表会 | ・「吃音があるから」という理由だけで、セリフを与えないのは、不当な差別的取扱いに相当します。吃音があっても、主役をしたい園児はいます。<br>・待つ＋ほめる。自分でセリフを選んでもらいます。<br>　2、3人で言うセリフや、歌だとどもらないが、本人の希望が大切です。 |
| | からかい | ・真似、指摘、笑い、の場面に遭遇したら、先生が説明します。<br>・本人や保護者から相談があったら、個別に対応または、全員の前でからかいをやめるように伝えます。 |

吃音の説明のロールプレイ
先生「○○くんは、ことばを繰り返したり、つまったりすることがあるけど、それを真似したり、からかわないように。もし真似する人がいたら、先生まで教えてね」
幼児「なんで、真似してはいけないの？」
先生「わざとしている訳ではないから」
幼児「うん」とうなづく。（先生はほめてあげる）

**先生のひと言が
非常に効果があり、
子どもは助かります。**

出典：菊池良和『「なおしたい」吃音との向き合い方』学苑社

# 小学校の先生へ

　吃音（きつおん：どもり）は、100人のうち1人の割合で吃音症の児童がいると言われています。2016年「障害者差別解消法」が施行されました。吃音症は言語障害、発達障害に含まれ、その対象疾患です。歌や2人で同じことばを言う時に、吃音が消失するために、発話のタイミング障害ともいわれています。また、吃音が生じるのは、語頭が90％以上であり、最初に2人読みをすると発話可能となる場合があります。吃音の治療法は確立されていないために、吃音の「基礎的環境整備」と「合理的配慮」が重要となります。よろしくお願いいたします。

| | | |
|---|---|---|
| 吃音の症状（難発を知らない人が多い） | 連発 | 「ゆっくり」「深呼吸して」「落ち着いて」のアドバイスはしないでください。真似や指摘、笑い、が生じやすいです。 |
| | 難発 | 「なんでそんな話し方するの？」と指摘を受けます。先生に「漢字が読めない」「宿題をしていない」と誤解を受けることがあります。本人や家族も、連発から難発に変化することを知らないことがあります。 |
| | 随伴症状 | 難発の時に、一緒に生じやすいです。顔や舌に力が入り、手や足でタイミングを取る行為をしますが、それを注意せずに、話しの内容に注目してください。 |
| | 内面 | 「自分一人だけ」「つっかえる自分が悪い」と自分を責めてしまう子がいます。 |
| 先生にお願いしたいこと | | ①吃音のからかい・いじめをやめさせます（真似、指摘、笑い）。少しの真似や笑いでも、吃音のある児童は、嫌な気持ちになります。②話し方のアドバイスはしません（ゆっくり、落ち着いて、深呼吸してなど）。③話すのに時間かかっても待ちます（話したい意欲を育てるため）。④吃音のことをオープンに話します。「どう支援しようか？」と疑問に思ったら、直接尋ねます。「吃音は触れない・意識させない」という情報は解決につながりません。⑤必要があれば、ことばの教室の教諭、または言語聴覚士会に相談します。 |
| 個々の吃音に応じた合理的配慮の例 | 発話意欲の対策 | ・吃音のため、授業中の発表で発表しない、授業参観日で発表しない、友達に話しかけられない児童がいます。先生が気づくだけで、児童は元気になります。 |
| | 音読・号令 | ・2人で声を合わせると、流暢に言えることが多いです。・最初だけ、先生が声を合わせて、手伝う方法もあります。 |
| | 発表 | ・笑う児童がいたら、注意します（発話意欲の減退の防止）。・発表が怖いことを、先生が理解するだけで、本人が安心します。 |
| | 学習発表会（劇） | ・「吃音があるから」という理由だけで、セリフを与えないのは、不当な差別的取扱いに相当します。吃音があっても、主役をしたい児童はいます。自分でセリフを選んでもらうことや2、3人で言うセリフ配慮を望む児童はいます。 |
| | 九九 | ・時間制限を設けない方法で試験をします。 |
| | 1／2成人式卒業式 | ・本人が不安に思うかどうか尋ねます。先生が気にかけてくれるだけで、頑張れる子がいます。 |

吃音の説明のロールプレイ
先生「○○くんは、ことばを繰り返したり、つまったりすることがあるけど、それを真似したり、からかわないように。もし真似する人がいたら、先生まで教えてね」
児童「なんで、真似してはいけないの？」
先生「わざとしている訳ではないから」

**先生のひと言が
非常に効果があり、
子どもは助かります。**

出典：菊池良和『「なおしたい」吃音との向き合い方』学苑社

# 中・高校の先生へ

## 吃音（きつおん）とは

　吃音は2016年施行の「障害者差別解消法」の対象疾患です。生徒の100人に1人は吃音があります。幼少時は連発（ぼぼぼぼくは……）が主ですが、中高校生では難発（最初の一音がなかなか出ない）の吃音が主となります。流暢に話せる時間が多く、どもってしまう時が少ないので、先生に伝えると「気づかなかった」と言われる場合が多いです。普段流暢に話していても、電話や発表、普段の会話時に最初のことばが数秒出なくても（どもってしまっても）、注意せず、ビックリせず、笑わずに、話の内容に注目してください。

　吃音は同じことばを2人で言うとどもらないという特徴もあります。吃音のある生徒は、「吃音があることを知ってほしい」「最後まで話すのを待ってほしい」「ゆっくり・落ち着いて、のアドバイスは不要」という配慮だけでも十分に思う生徒はいます。JASSO「教職員のための障害学生の就学支援ガイド」に似た形で作成しました。不当な差別的取り扱いの禁止と、合理的配慮の提供をよろしくお願いいたします。

## 高校入試・学校生活の悩み

　1．面接で吃音が出ることで、減点されないか心配。
　2．音読・発表で、声がなかなか出ない難発の吃音が出て、不勉強・反抗的と思われないか心配。

## 支障（バリア）となる場面

　□音読（国語・英語・社会）　　　□自己紹介　　　□発表　　　　□日直・号令
　□卒業式・立志式　　　　□職員室で自分・先生の名前を言うこと　□（　　　　　　　　　　）

| 支援が必要な場面 | どのような困難さ | どのような支援が考えられる |
|---|---|---|
| 入学試験 | 面接時「失礼します」「自己紹介」など、流暢に言えない | 時間的な余裕の確保、寛容な聞き手の姿勢 |
| 学習支援 | 出席、卒業式の点呼に「はい」ということばが言えない | 挙手で確認、または返答する時間的な余裕の確保 |
| 学習支援 | 授業中の発表（音読、英語スピーチを含む）に時間がかかる | 時間的な余裕の確保、または録音音声の使用担当教員との配慮の確認 |
| 英検・GTEC | 面接・スピーキング試験が心配 | 英検HP「障がい者に関する特別措置要項」、GTECも配慮あり |
| 部活 | 他生徒から笑われる、とっさの声かけができない、審判が苦手 | 笑わないように指導、声が出なくても叱責しない、審判を他の生徒に変更 |
| 生活支援 | 友人が作れない | 心理カウンセリング、学外連携を活用 |
| 面接支援 | 就職・進学の面接が怖い | 面接の練習（吃音が出ることを前提に） |

【学外連携】各都道府県の言語聴覚士会、NPO法人全国言友会連絡協議会、小中高校生の吃音のつどい、うぃーすたプロジェクト（関東、東海、関西など）。

出典：菊池良和『「なおしたい」吃音との向き合い方』学苑社

# 吃音のある学生の在籍する大学等の教職員の皆さまへ

## 吃音（きつおん）とは

　人口の100人に１人はいます。連発（ぼぼぼぼくは……）だけではなく、難発（最初の一音がなかなか出ない）の吃音もあり、難発の吃音に対して、悩むことが多いです。吃音は歌ではどもらない、同じことばを２人で言うとどもらないという特徴もあります。人により異なりますが、流暢に話せる時間が多く、どもってしまう時が少ないので、普段流暢に話していても、電話や発表、普段の会話時にどもってしまっても、ビックリせず、笑わずに、話の内容に注目してください。吃音は2016年施行の「障害者差別解消法」の対象となっています。吃音のある学生は、「吃音をもっていることを知ってほしい」「最後まで話すのを待ってほしい」という配慮だけでも十分に思う学生もいます。JASSO「教職員のための障害学生の就学支援ガイド」に似た形で作成しました。不当な差別的扱いの禁止と、合理的配慮の提供をよろしくお願いいたします。各大学の支援室（バリアフリー支援室、障がい学生支援ルーム、アクセシビリティセンターなど）と連携をとっていただけると助かります。

## 合理的配慮の具体例

| 支援が必要な場面 | どのような困難さ | どのような支援が考えられるか |
|---|---|---|
| 入学試験 | 面接時「失礼します」「自己紹介」など、流暢に言えない | 時間的な余裕の確保、寛容な聞き手の姿勢 |
| 学習支援 | 出席の点呼に、「はい」ということばが言えない | 挙手での確認、または返答する時間的な余裕 |
| | 授業中・少人数ゼミの発表（音読を含む）に時間がかかる | 時間的な余裕の確保／録音音声の使用 担当教員との直接対話 |
| | 発表（研究発表時、パワーポイント使用） | 時間的な余裕の確保、または読み原稿をパワーポイントに表示しながら発表 |
| | グループでの実習・実験活動 | グループメンバーに協力を依頼 担当教員との直接対話 |
| 学生生活支援 | 友人が作れない、引きこもってしまう | 心理カウンセリング、学外連携を活用 |
| 就職支援 | 履歴書・エントリーシートを書く手伝いをしてほしい | 就職ワークショップなどの紹介、個別に履歴書の書き方を指導する |
| | 面接が怖い | 面接の練習（吃音が出ることを前提に） |
| | 就職が決まらない | 地域の障害者職業センター、ハローワークなど外部リソースとの連携 |

【学外連携】各都道府県の言語聴覚士会、NPO法人全国言友会連絡協議会、うぃーすたプロジェクト（関東、東海、関西、九州）など。

出典：菊池良和『「なおしたい」吃音との向き合い方』学苑社

# 医療福祉系大学等の教職員の皆さまへ

## 吃音（きつおん）とは

　人口の100人に1人はいます。連発（ぼぼぼぼくは……）だけではなく、難発（最初の一音がなかなか出ない）の吃音もあり、難発の吃音に対して、悩むことが多いです。吃音は歌ではどもらない、同じことばを2人で言うとどもらないという特徴もあります。人により異なりますが、流暢に話せる時間が多く、どもってしまう時が少ないので、普段流暢に話していても、電話や発表、普段の会話時にどもってしまっても、ビックリせず、笑わずに、話の内容に注目してください。吃音は2016年施行の障害者差別解消法の対象となっています。吃音のある学生は、「吃音をもっていることを知ってほしい」「最後まで話すのを待ってほしい」という配慮だけでも十分に思う学生もいます。JASSO「教職員のための障害学生の就学支援ガイド」に似た形で作成しました。不当な差別的扱いの禁止と、合理的配慮の提供をよろしくお願いいたします。各大学の支援室（バリアフリー支援室、障がい学生支援ルーム、アクセシビリティセンターなど）と連携をとっていただけると助かります。

論文「言語聴覚士養成課程における吃音学生の困難と支援・配慮に関する実態」（飯村他，2017）から、吃音のある言語聴覚士の支援・配慮が必要と感じている順は以下の通りです。
　外部実習＞検査演習＞報告会等・発表＞授業＞入試＞対人関係＞学習

合理的配慮の例：以下のような場面で困難が生じていないか，吃音のある学生と話し合う機会をもっていただけると助かります。

### 合理的配慮の具体例

| 支援が必要な場面 | どのような困難さ | どのような支援が考えられるか |
|---|---|---|
| 入学試験 | 面接時「失礼します」「自己紹介」など、流暢に言えない | 時間的な余裕の確保、寛容な聞き手の姿勢 |
| 学習支援 | 発表（研究発表時、パワーポイント使用） | 時間的な余裕の確保、または読み原稿をパワーポイントに表示しながら発表、または録音音声の使用。担当教員との直接対話 |
| 学習支援 | グループでの実習・実験活動 | グループメンバーに協力を依頼　担当教員との直接対話 |
| 検査演習・発表 | 特定の用語・文章が言えない | 教示時間の延長（1.3倍等）、ことばの変更の容認　口頭以外（録音音声、筆談など）の教示方法の容認 |
| 外部実習 | 最も不安で緊張する | 実習指導者への配慮の説明　実習指導者が、多職種への配慮依頼 |
| 学生生活 | 吃音の悩みを相談したい | 学外連携も活用 |
| 就職支援 | 面接が怖い | 就職先への吃音の支援依頼 |

【学外連携】各都道府県の言語聴覚士会、NPO法人全国言友会連絡協議会、うぃーすたプロジェクト（関東、東海、関西、九州）など。

出典：菊池良和『「なおしたい」吃音との向き合い方』学苑社

# 吃音のある人を雇用する企業の皆さまへ

## 吃音（きつおん）とは

　人口の100人に1人はいます。連発（ぼぼぼぼくは……）だけではなく、難発（最初の一音がなかなか出ない）の吃音もあり、話し始めに症状が出ることが多いです。吃音は歌ではどもらない、同じことばを2人で言うとどもらないという特徴もあります。人により異なりますが、流暢に話せる時間が多く、どもってしまう時が少ないので、普段流暢に話していても、電話や発表、普段の会話時にどもってしまっても、ビックリせず、笑わずに、話の内容に注目してください。吃音のある人は、「吃音をもっていることを知ってほしい」「最後まで話すのを待ってほしい」という配慮だけでも十分に思う人もいます。吃音は2016年に施行された改正障害者雇用促進法の対象となっています。そのために、募集・採用時、採用後に不当な差別的扱いの禁止と、合理的配慮の提供をお願いします。

## 支障となる可能性がある場面

☐自己紹介　　　☐電話（うける）　　☐電話（かける）　　☐号令
☐発表　　　　　☐社訓の読み上げ　　☐申し送り（報告）　☐館内放送
☐（　　　　　　　　　　　　　　　　　　　　　　　　　　　　　　）

## 合理的配慮の具体例

| 募集・採用時 | ・面接時に吃音が出ても、時間的余裕をもたせ、うなづく態度をします。<br>・面接時に吃音が出ても、話の内容に注目し、話したことばを繰り返すと、次のことばが出やすいです。<br>・面接開始時に、吃音のことを伝えていなくても、吃音がはっきり出るようであれば、「吃音がありますね。ゆっくり、どうぞ」と、こちらが理解したことを伝えます。 |
|---|---|
| 採用後 | ・自己紹介の時に、吃音が出ても笑わず、寛容な態度で聞きます。<br>・新人研修の際、吃音が出て流暢にいかなくても、叱るのではなく、寛容な態度で接します。<br>・会話時に吃音が出ても、話の内容に注目し、話したことばを繰り返すと、次のことばが出やすいことがあります。<br>・「ゆっくり」「落ち着いて」「深呼吸」とアドバイスは、プレッシャーとなりますので、控えます。<br>・社訓、号令など、決まりきったことばを言うのには、難しいことがあります。最初のことばを2人で言うと流暢に言えます。<br>・電話・館内放送が一番難しいです。困難に思っている場合は、援助いただけると嬉しいです（例：代わりに電話、メール、FAXなど）。<br>・吃音のある人は、経験を積んで自信がつくと（約3年）、吃音が減少し、流暢に話せる時間が長くなります。特に入社1、2年はほめて伸ばしてください<br>・これらの合理的配慮は、吃音のある人と直接対話（相互理解）の中で提供されることが望ましいです。 |

出典：菊池良和『「なおしたい」吃音との向き合い方』学苑社

# 参考文献

・Ambrose NG, Cox NJ, Yairi E. The genetic basis of persistence and recovery in stuttering. J Speech Lang Hear Res 1997 Jun; 40(3):567-580.

・Andrews G, Craig A, Feyer AM, Hoddinott S, Howie P, Neilson M. Stuttering: a review of research findings and theories circa 1982.J Speech Hear Disord. 1983 Aug; 48(3): 226-46.

・Andrews G, Morris-Yates A, Howie P, Martin NG. Genetic factors in stuttering confirmed. Arch Gen Psychiatry 1991 Nov; 48(11):1034-1035.

・英検（実用英語技能検定）　https://www.eiken.or.jp/eiken/

・Kefalianos E, Onslow M, Packman A, Vogel A, Pezic A, Mensah F, Conway L, Bavin E, Block S, Reilly S. The History of Stuttering by 7 Years of Age: Follow-Up of a Prospective Community Cohort. J Speech Lang Hear Res. 2017 Oct; 60(10):2828-2839.

・菊池良和. エビデンスに基づいた吃音支援入門. 学苑社. 2012.

・菊池良和. 吃音の合理的配慮. 学苑社. 2019.

・Kikuchi Y, Umezaki T, Adachi K, Sawatsubashi M, Taura M, Yamaguchi Y, Fukui K, Tsuchihashi N, Murakami D, Nakagawa T. Can having siblings increase stuttering as compared to being an only child?. Int Arch Commun Disord 2020; 3:017.

・Kikuchi Y, Umezaki T, Sawatsubashi M, Taura M, Yamaguchi Y, Murakami D, Nakagawa T. Experiences of teasing and bullying in children who stutter. Int Arch Commun Disord 2020; 2:013.

・呉宏明. 伊沢修二と視話法―楽石社の吃音矯正事業を中心に―. 京都精華大学紀要, 2004; 26: 145-161.

・日本聴能言語士協会講習会実行委員会. コミュニケーション障害の臨床2. 協同医書出版社. 2001.

・Yairi E, Ambrose N. Early childhood stuttering. Austin: Pro-Ed, Inc 2005.

# あとがき

　最後まで読んでいただきありがとうございました。

　もしかしたら、本書を読んだら、「なおす方法」が書いてあると期待されていたけれど、「なおす方法」が書いていなかったので、期待に沿えないとがっかりされたかもしれません。

　アメリカでは2020年に「Stuttering is verbal diversity」、イギリスでは2021年に「No diversity without disfluency」と言われているように、吃音そのものの治療は難しいと海外でも考えられています。私は「吃音は発話の多様性」ということばを使っています。

　そのために、「吃音のあるあなたの存在は、そのままでいいんだよ」と存在の保証を確認し、「変わるのは"聞き手"ではないでしょうか？」と提案をしてきました。

　2000年代からの障害者の社会モデル、2016年の「障害者差別解消法」の合理的配慮の考え方から、"聞き手"が変わることが増えてきたと思います。しかし、必ずしも"聞き手"が合理的配慮をしてくれなくても、私が彼らの悩みや思いを言語化して、相談者の味方になることで、吃音があっても頑張る力を得た人にたくさん出会えました。今まで1人で園・学校・会社と立ち向かってきた吃音のある人に対して、私はアライ（味方）になろうとしてきました。

　本書を読み、一人でも吃音のある人のアライが増えることを期待しています。

　新企画を快く受け入れていただいた学苑社の杉本哲也社長には大変感謝申し上げます。また、私を耳鼻咽喉科の医師として育てていただいた九州大学耳鼻咽喉科学教室の皆様に感謝申し上げます。最後に、仕事に没頭している私を支えてくれる妻に感謝の念を伝えるとともに、色んなことに挑戦し続けている中学生の息子の成長が楽しみです。

2023年9月　南カリフォルニアにて

**著者紹介**

## 菊池　良和 (きくち　よしかず)

九州大学病院　耳鼻咽喉・頭頸部外科　助教　医師　医学博士
Mail：kiku618@gmail.com
Facebook：https://www.facebook.com/yoshikazu.kikuchi.92

中学1年生の時に、「吃音の悩みから救われるためには、医者になるしかない」と思い、猛勉強の末、鹿児島ラ・サール高校卒業後、1999年九州大学医学部に入学。医師となり、研修医を2年間終えた後、2007年に九州大学耳鼻咽喉科に入局。2008年より九州大学大学院に進学し臨床神経生理学教室で、「脳磁図」を用いた吃音者の脳研究を行い、今まで4度国内外での受賞をしている。2023年アメリカの吃音研究者との共同研究で、南カリフォルニアに4ヶ月留学。吃音のある人の診察経験は600名以上。吃音の著書は本書で15冊目。全国各地で吃音の講演会を行い、吃音の啓発に努めている。医師の立場で吃音の臨床、教育、研究を精力的に行っている吃音の第一人者である。

主な著書：『吃音の世界』（光文社新書）、『吃音の合理的配慮』『子どもの吃音　ママ応援BOOK』『保護者の声に寄り添い、学ぶ　吃音のある子どもと家族の支援―暮らしから社会へつなげるために』『エビデンスに基づく吃音支援入門』（学苑社）、『きつおんガール』（合同出版）など多数。

装画　mae ちゃん
装丁　有泉武己

吃音ドクターが教える

「なおしたい」吃音との向き合い方　　　©2024

初診時の悩みから導く合理的配慮

2024年4月20日　初版第1刷発行

著者　　菊池良和

発行者　杉本哲也

発行所　株式会社 学 苑 社

東京都千代田区富士見2－10－2

電話　　03（3263）3817

FAX　　03（3263）2410

振替　　00100－7－177379

印刷・製本　藤原印刷株式会社

検印省略

ISBN978-4-7614-0852-7　C3037

## 吃音

### もう迷わない！
# ことばの教室の吃音指導
今すぐ使えるワークシート付き

菊池良和【編著】
高橋三郎・仲野里香【著】

B5 判●定価 2530 円

医師、教師、言語聴覚士が、吃音症状へのアプローチから困る場面での対応までを幅広く紹介。ワークシートで、指導・支援を実践する。

## 吃音

### 保護者の声に寄り添い、学ぶ
# 吃音のある子どもと家族の支援 暮らしから社会へつなげるために

堅田利明・菊池良和【編著】

四六判●定価 1870 円

尾木ママこと尾木直樹氏推薦！ NHK E テレ「ウワサの保護者会─気づいて！きつ音の悩み」著者出演から生まれた本。13 の Q&A、12 のコラムで構成。

## 吃音

# 吃音の合理的配慮

菊池良和【著】

A5 判●定価 1980 円

「法律に基づいた支援」を念頭におき、効果的な吃音支援を実現するために、合理的配慮の具体例や法律そして資料を紹介。

## 吃音

# 子どもの吃音
# ママ応援 BOOK

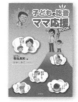

菊池良和【著】
はやしみこ【イラスト】

四六判●定価 1430 円

吃音のある子どもへの具体的な支援方法をマンガで解説。吃音の誤解と正しい情報を知れば子どもの接し方がわかってくる。

## 吃音

### ことばの教室でできる
# 吃音のグループ学習
# 実践ガイド

石田修・飯村大智【著】

B5 判●定価 2090 円

小澤恵美先生（『吃音検査法』著者）推薦！ 吃音指導における「グループ学習」は、個別指導での学びを深め進化させる力がある。

## 吃音

# 自分で試す
# 吃音の発声・発音練習帳

安田菜穂・吉澤健太郎【著】

A5 判●定価 1760 円

「練習課題」「応用課題」「吃音 Q&A」によって、余分な力を抜いた話し方を日常の困る場面で使えるようにするための書。

税 10%込みの価格です

 ❡学苑社 | Tel 03-3263-3817 | 〒 102-0071 東京都千代田区富士見 2-10-2
Fax 03-3263-2410 | E-mail: info@gakuensha.co.jp  https://www.gakuensha.co.jp/